ファー・イースト・フラワーエッセンス ガイドブック

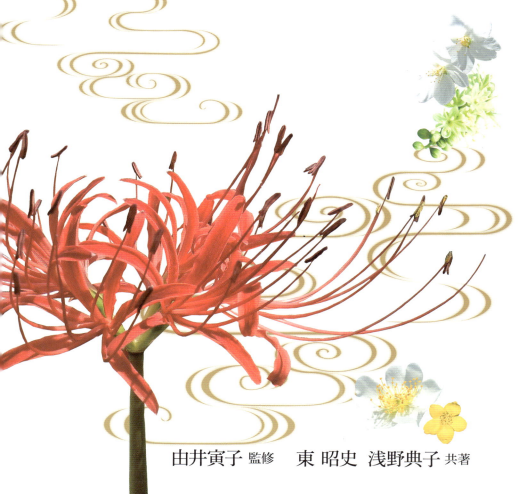

由井寅子 監修　東 昭史　浅野典子 共著

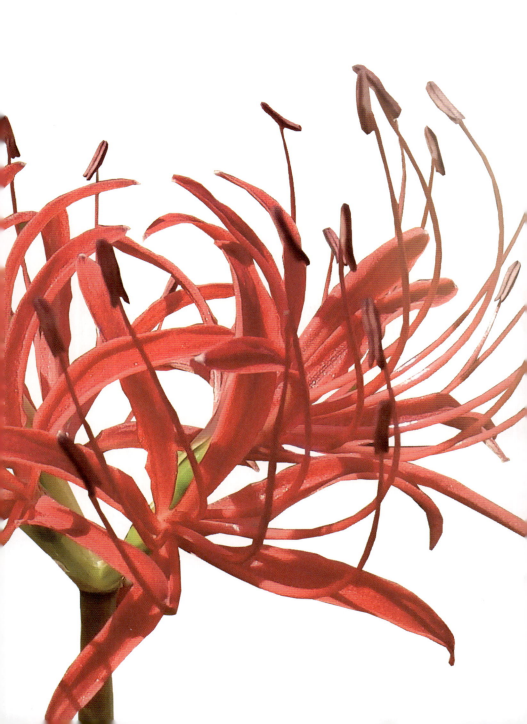

私は29歳のとき、新天地を求めて日本を飛び出て英国に住みはじめました。その間ヨーロッパの気候に合う植物をさまざま見てきて、日本の植物とは違うことを実感してきました。また、東さんが書かれている通り、日本は世界でまれにみる自然植物の天国であることを実感しました。長い間英国に住んでいると日本が懐かしく思い出されることがありますが、とりわけ故郷の花々に出会い、そのかぐわしいにおいを嗅いだときに胸がいっぱいになる懐かしさを感じていました。

　私は幼い頃から過酷な人生を生きてきました。その中でどれほど自然の花々に心を癒されたかわかりません。それら自然の花々がなければ、私は今ここに存在していなかったと思う程、人間世界で傷ついた心を野の花々が無償の愛で包み込み、癒してくれました。あの花の色、あの花のにおい、あの花の形、あの花が咲いていた場所、とヨーロッパで日本の花に似た花に出会うたび、その花を通して日本が思い出され、懐かしさとともに日本でのほろ苦い思い出も思い出されたりしていました。

　ですから、私が15年の英国の生活に終止符を打って日本に帰って来たとき、真っ先に1か月かけて車で日本中を旅行しました。日本の山々、海、川、滝、木々、花々の大自然は躍動感に溢れており、その息吹に圧倒されてしまいました。それにひきかえこの国の人々はなぜにこんなにも己を小さくしてしまったのだろうと感じたのです。人も自然の一部として生きる生き方を忘れてしまったかのように、一人で苦悩しながら生きているように見えたのです。

　植物は太陽に目をかけられ、それにこたえるようにすくすくと成長し、風が吹けばそのままにそよぎ、雨が降れば潤い、時がくれば花を咲かせ、そして潔く散っていくそのものたちにみる「素直さ」は、私のひねくれた心を癒してくれました。これがないと駄目、あれがないと駄目ともがいていましたが、この自然の大らかさに触れてなんとちっぽけな欲に翻弄させられているのだろうと、自分のこだわりのばかばかしさに気付かされてしまいました。「なんと雄大でなんと大きな大きな愛と慈悲を含んだ自然よ。私は日本に帰ってこられて本当によかった。ここが私の魂のふるさとなんだ」と確信しました。

　その自然の中でひときわ私の心に光を与えてくれたものが圧倒されるほどの美しい花々でした。小さいもの大きいものもすべてがその個性を生き、それぞれに美しくそれぞれに

まえがき

かぐわしい。なぜここに咲くのか、なぜここがいいのかわかりませんがそれぞれの種が落ちた場所で自分を開花させています。それぞれの命を生きています。

　東さんが植物を特別のセンサーで探索するとき、いや愛をもってめでるとき、その植物たちが、「私はこういうものです」と教えてくれます。東さんでなければこの日本のフラワーエッセンスはできなかったでしょう。人は花を見て心を開き、花を見て微笑みます。その時その人は美しく輝きます。花はあなたのよさを引き出してくれるものです。人から愛されなくても、人からつらい目に遭わされても、あなたの魂はじゅうぶん美しくやさしいのです。私たち人間は絶対的安心を花々の中にある神仏から見い出すことができるのです。もう一度心をひらくためにファー・イースト・フラワーエッセンスがあるのではないかと思います。

　ところで、私はホメオパス（ホメオパシー療法家）ですが、フラワーエッセンス（フラワーレメディー）とよく対比されるものとしてホメオパシーのレメディーがあります。両者は作り方が大きく違いますが、より大きな違いは原料の違い、すなわち毒と花の違いがあります。ホメオパシーのレメディーは毒物が原料であることが多く、不自然な自分への気付きを加速させる道具としてあります。不自然な自分を知るには鏡を必要としますが、その鏡の役目をするものが毒のレメディーです。ホメオパシーのレメディーは、「あなたはこういう人間ですよ」とか、「あなたはこういう感情をかかえていますよ」ということを突きつけます。だから苦しいのです。

　感情はストレスであり、ストレスは体に症状を作り出します。その感情を抑圧すると体の症状も消えてしまいます。そして抑圧した感情が戻ってくるとき、体の症状も戻ってきます。これは好転反応と呼ばれるもので、ホメオパシーのレメディーをとると抑圧した感情や症状が戻ってきます。ですからホメオパシーは苦しい療法とよく言われますが、これは根本的に治癒していくためには、どうしても必要な浄化の過程です。

　しかし、時には、自分の本来あるべき姿を見せてくれるものも必要です。それはホメオパシーとは対極の、花からつくられたフラワーエッセンスだと思うわけです。フラワーエッセンスは、自然な自分への気付きを加速する道具としてあるからです。あなたが花を見て美しいと思うとき、あなたは花に自分自身の本質を見ているのです。その神聖な本質をフラワーエッセンスは教えてくれるのです。

このようにフラワーエッセンスをとるとき、それは私たちの本質と共鳴し、魂の本質が揺さぶられます。ホメオパシーのレメディーは、本来の自分でない自分と共鳴することで、気づかせ、偽りの自分を解放し、本来の自分を取り戻させてくれます。ホメオパシーとフラワーエッセンスを包括する法則は、共鳴の法則であり、本来の自分を取り戻すための普遍的な法則です。

　このフラワーエッセンスとホメオパシーのレメディーの中間に位置するものとして、毒の花のフラワーエッセンスがあると考えています。そもそも毒というのは、欲（＝抑圧した感情＝インナーチャイルド）に通じるところがあります。ですから、毒の花のフラワーエッセンスは、未解決な欲を満たそうとする原動力になり得るのではないかと考えています。抑圧した欲を満たすためには、求めてもいいんだということをわからなければなりません。求めていることを抑圧し続けていたらずっと満たされない思いをもったままになります。抑圧の強い人、優等生的な人、道徳的な人には必要なものとなるでしょう。欲は抑圧された感情ですから、毒の花のフラワーエッセンスは感情を抑圧している人に感情を出すことの自然さを教えてくれるのではないかと考えています。毒の花の美しさの中に言いたいことを言えるような力、欲を満たそうとする力、感情を素直に表現する力があるのかもしれません。

　花はたくさんの種類があります。しかし、日本人の本質と共鳴する花は、やはり日本独自の花の中にあると考えます。今回、東さんが選んだ12の花ごよみシリーズの花はなるほど日本の自然な心を映す花です。そして、東さんが選んだその他のエッセンスの花もなるほど日本人の抑圧された感情を取り戻すにふさわしい花であると思います。このファー・イースト・フラワーエッセンスは、きっとあなたに、自分に正直に生きる勇気を与えてくれることでしょう。

　最後になりましたが、それぞれのフラワーエッセンスの中核となる詩を書いてくれたホメオパスの浅野さんの感性に感銘しました。

2016年10月
Ph.D.Hom　由井寅子

目次

まえがき..003

第1章　日本の植物とフラワーエッセンス
日本と植物..008
フラワーエッセンス療法について.....................011
ファー・イースト・フラワーエッセンス..................014
作り方..016
使い方..017
選び方..019

第2章　12の花ごよみシリーズ
　1月　ヤブツバキ 022
　2月　ウメ 028
　3月　オオシマザクラ 034
　4月　ヤマブキ 040
　5月　フジ 046
　6月　コアジサイ 052
　7月　ネムノキ 058
　8月　ヤマハギ 064
　9月　チャノキ 070
　10月　キンモクセイ 076
　11月　ヒイラギ 082
　12月　ビワ 088

エッセンス一覧表................ 094

第3章　その他のエッセンス
オニグルミ 096
オニシバリ 102
クズ 108
サイカチ 114
ノイバラ 120
ヒガンバナ 126
ヒサカキ 132
フヨウ 138
ママコノシリヌグイ 144

エッセンス&キーワード一覧 150
簡易レパートリー 152

あとがき.......................... 158
監修者・著者紹介................. 159

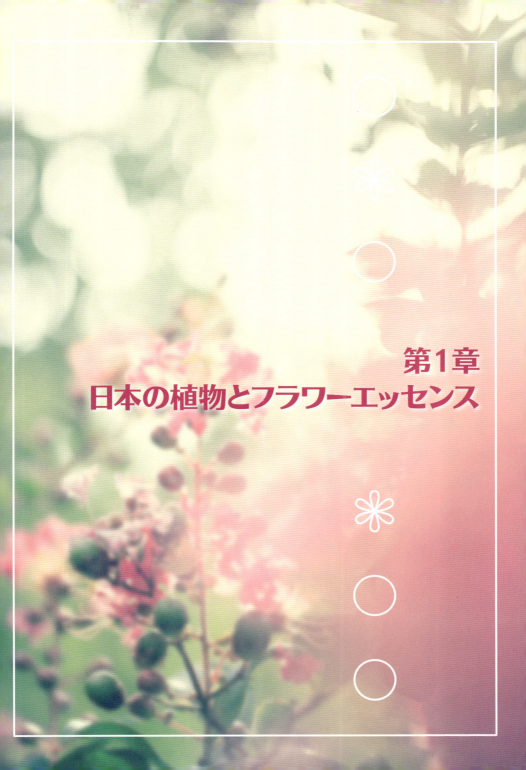

第1章
日本の植物とフラワーエッセンス

第1章
日本の植物とフラワーエッセンス

日本と植物

　日本はアジアの東部に位置する島国です。北海道、本州、四国、九州の四島を中心とする日本列島と、南西諸島、小笠原諸島などの島々からなります。その領土は、南は北緯20度、北は北緯45度と南北に長く、一国の中に熱帯から亜寒帯までの気候区分が含まれています。

　日本は四方を海に囲まれ、雨が多く、豊かな水資源があり、国土の7割近くを森林が占めるという緑豊かな国です。

　その中で、日本にはじつに数多くの種類の植物が生育しています。以前に当時の環境省が調べた『植物目録』によれば、日本には高等植物の在来種が5,565種自生し、そのうち1,950種は日本固有種であるといいます。より新しいデー

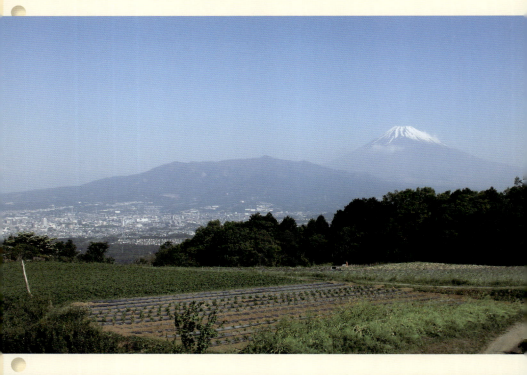

日本の植物とフラワーエッセンス

タでは、日本固有種の数は亜種や変種も含めると 2,545 種あるともいわれています。

　これらの数字は、最終氷期に氷河で覆われたヨーロッパの国々と比較すると、かなり大きなものです。特に注目すべき点は固有種の多さでしょう。

　ブナ、ホオノキ、サザンカ、ガクアジサイ、ヤマザクラ、フジ、オオモミジ、トチノキ、サツキ、トネリコ、モミ、カラマツ、スギ、ヒノキ・・・。私たちにとって馴染みのある植物ですが、これらは日本固有種なのです。

　それだけ、日本の植物相は独自なもので、大変貴重であるといえるでしょう。

　日本の自然には明確な四季があり、さまざまな表情を見せます。特に、それは植物の姿形や色合いの変化によくあらわれます。季節の移り変わりの中で、日本の自然は豊かな植物を育むとともに、日本人の情緒をも育んできました。

　その具体例の一つが、日本人の色彩感覚です。色彩辞典などには 400 以上の日本の伝統色が収載されています。その数の多さには、日本人の色に対する繊細な感覚があらわれているといえるでしょう。

　さらに個々の色の名前を見ると、自然界の事物、特に植物の名前に由来するものが多いことにも気づかされます。藍、茜、紫、茶など、染料を採取する原料が色の名称になっているものや、橙、藤、山吹、菫、小豆など、その植物の色自体に由来するものなど、その例は数え切れないほどあります。

　また、和歌から俳句に至る日本の詩歌の伝統では、季節感を織り込む季語が用いられてきました。この季語にもじつに多くの植物が用いられています。

　このように、日本の伝統を調べていくと、日本人は自らの繊細な感性や感覚を、日本の植物を通じて磨き上げてきたことがわかります。それだけ、日本人の精神には、日本の植物が深くかかわってきたといえるでしょう。

日本の植物とフラワーエッセンス

　世界には 27 万種以上の高等植物があり、地域ごとに独特の個性をもった植物が各地に分布しています。

　たとえば、アメリカ大陸の乾燥地にはサボテン科の植物が生育していますが、サボテンを見て日本的だと感じる人はまずいないでしょう。また、熱帯アジアにはバナナなどのバショウ科の植物が見られますが、あのとても草本とは思えない「バナナの木」を見て、熱帯林をイメージする人はいても、そこに日本的なイメージを見いだすことは困難だと思います。

　やはり日本人の多くは、先ほど挙げた日本固有種のような植物に、懐かしさや親しみを感じるのではないでしょうか。私たち日本人と同じ気候、風土、環境で育まれてきた日本の植物は、日本的な特徴を宿し、日本人の気質によく合うと思います。

　現代の日本人は、非常に多くの心の問題を抱えています。その中には深刻な問題も少なくありません。根深い絶望感や罪悪感などを抱え、生きづらさを感じている人は数多くいます。

　このような日本人の心の問題は、日本の植物が解決へと導いてくれるのではないでしょうか。その具体的な方法の一つとして、植物を用いて心の問題に対処するフラワーエッセンス療法があります。

フラワーエッセンス療法について

　フラワーエッセンス療法は、イギリスの医師で細菌学者、またホメオパスでもあった、エドワード・バッチ博士（1886-1936）によって開発されました。

　バッチは当初、西洋医学の医師として活動をはじめました。ところが、当時の西洋医学で治療をしても、慢性病を完治させることができません。治療により患者は一時的によくなるものの、しばらくするとまた同じような症状を訴えます。その様子を見てバッチは、慢性病を完治しうる療法と治療薬を探しはじめました。

　バッチは当初、腸内細菌叢（そう）の乱れにより腸内で産生される毒素が全身にまわることによって発症する腸内毒血症を慢性病の原因と考えました。そこで、腸内細菌のワクチンを作り、患者に投与。大きな成果を挙げました。

　さらにバッチはホメオパシーと出会い、腸内細菌のノゾースを開発し、ワクチン以上の効果を得ました。ちなみに、バッチが開発した腸内細菌のノゾースは、現在でもホメオパシー界で使用されています。

　その後バッチは、自然界の野草を原料にレメディーを作りたいと、それまでの功績をすべて捨てて、ウェールズの野山に癒しの植物を探し求めました。

ある朝バッチは、花の朝露に、自分が探し求めていた薬効が含まれていることを発見しました。これがフラワーエッセンスのもとになるものです。

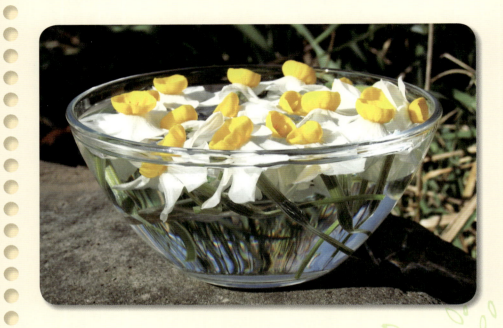

　バッチは花の朝露を集めるかわりに、自然の湧き水に花の癒しの力を移して集める方法を開発しました。

　この作業は、原料となる花の生命力が盛りを迎える満開のとき、快晴の日を選んでおこなわれます。

　作業は朝8時頃から始まります。まず、透明なガラスのボウルに自然の湧き水を汲み、原料植物のそばに置きます。次に、その植物の花を採集し、ボウルの水面がいっぱいになるまで花を浮かべます。このとき、葉で花を包むなど、人間の手が花びらに触れないようにしながら花を摘まなければなりません。あとは12時頃まで、ボウルを太陽の光に当てておくことで、フラワーエッセンスが完成します。

　これが太陽法と呼ばれるフラワーエッセンスの製造方法です。

　バッチは後に、煮沸法と呼ばれるもう一つの製造方法を開発しました。枝葉

日本の植物とフラワーエッセンス

ごと花を摘み、湧き水を入れた鍋で煮沸する方法で、主に樹木の花からエッセンスを作る際に用いられます。

　こうして作られるフラワーエッセンスは、植物に宿る目に見えない力を抽出した結晶。だからこそ、心という人間の目に見えない領域に、直接はたらきかけることができるのです。心の問題にフラワーエッセンス療法を用いる理由でもあります。

　バッチは38種のフラワーエッセンスを開発して、1936年に亡くなりました。

　生前、バッチはフラワーエッセンスの製造方法を公開しました。製造方法を学んだ人たちは、やがて独自にフラワーエッセンスを製造しはじめるようになります。

　現存するバッチ以後のフラワーエッセンスの中で、最も古いものの一つは、イギリスのベイリー・フラワーエッセンスでしょう。これは、アーサー・ベイリー（1933-2008）が1967年に開発をはじめたものです。現在、イギリス国内を中心に、各種療法家の間で高い評価を得ています。

　1970年代後半になると、アメリカでいくつかの有名なフラワーエッセンスが開発されます。その後を追うように、カナダ、アラスカ、ハワイ、オーストラリア、インド、南アフリカなど、世界各地でフラワーエッセンスが作られるようになりました。

　日本では1990年代以降、本格的にフラワーエッセンスが紹介され、広く認知されるようになりました。日本ではバッチのフラワーエッセンスが最も普及していますが、独自のフラワーエッセンスを開発し、販売している人たちもいます。その中で、バッチの哲学に基づいて誕生した日本の植物のフラワーエッセンスが、ファー・イースト・フラワーエッセンスです。

日本の植物とフラワーエッセンス

ファー・イースト・フラワーエッセンス

　ファー・イースト・フラワーエッセンスでは、数ある日本の植物の中でも、特に日本人の文化や風習に根ざした、日本人の心に深くかかわりをもつような植物が主に選ばれています。それにより、日本人に固有の、根深い心の問題に対応するエッセンスができるのではないかと考えるからです。
　2016年11月現在、ファー・イースト・フラワーエッセンスには、次の21種のエッセンスがあります。

12の花ごよみシリーズ
**ヤブツバキ／ウメ／オオシマザクラ／ヤマブキ／フジ／コアジサイ
ネムノキ／ヤマハギ／チャノキ／キンモクセイ／ヒイラギ／ビワ**

その他のエッセンス
**オニグルミ／オニシバリ／クズ／サイカチ／ノイバラ／ヒガンバナ
ヒサカキ／フヨウ／ママコノシリヌグイ**

　これらのエッセンスのうち、はじめの12種は花ごよみシリーズと名づけられています。日本の暦で1月から12月まで、各月に開花する植物が選ばれたものです。すべて木本植物です。
　それ以外のエッセンスは、花ごよみシリーズを補うものと考えられます。ただし、今後ほかのエッセンスと組み合わせて、新たにシリーズ化される可能性もあります。
　これらのエッセンスは、現在も臨床ならびに植物研究がおこなわれています。そのため、エッセンスの品目や体系、以下に述べる使用方法、各エッセンスの定義なども、今後の研究次第で変更になる場合があります。

12の花ごよみシリーズ

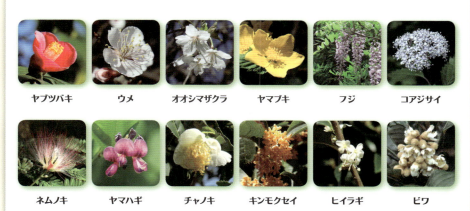

そのほかのエッセンス

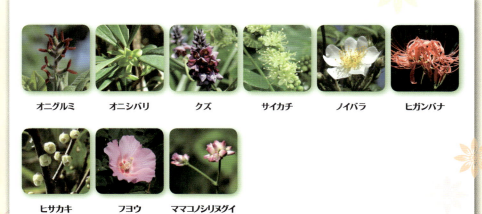

作り方

　ファー・イースト・フラワーエッセンスの作り方は、前述したバッチの太陽法に従っています。
　できあがったフラワーエッセンスは、マザー、ストック、ドースという、三つの段階に希釈されて用いられます。

マザーレベル

　太陽法によってできあがったエッセンスは、保存料として同量のアルコールと混ぜ合わせて保管されています。これはマザーエッセンスと呼ばれています。

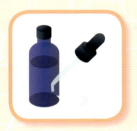

ストックレベル

　エッセンスを製品としてボトルに充填する際には、30mlのアルコールにマザーエッセンスを2滴加え、一段階希釈させます。この段階をストックレベルといい、できあがったボトルをストックボトルと呼びます。これが通常、店頭で販売されている製品です。エッセンスを使用する場合、このストックボトルからそのまま使うことができます。

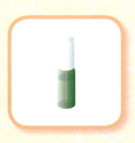

ドースレベル

　長期的な使用の場合などには、もう一段階希釈させることができます。まず、20～30mlのスポイトビンを用意して、そこに4分の1程度アルコールを入れ、残り4分の3をミネラルウォーターで満たします。アルコールの種類については特に指定はありませんが、アルコール度数は40度前後のものを使うといいでしょう。そこにストックボトルからエッセンスを各2回スプレーします。これは一般にドースボトル、もしくはトリートメントボトルと呼ばれるものです。

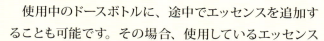

　このボトルを作成するとき、目安として6種類までのエッセンスを組み合わせます。もし3種類のエッセンスを混ぜるなら、各2回スプレーしますので、合計6回分の量を入れることになります。

　使用中のドースボトルに、途中でエッセンスを追加することも可能です。その場合、使用しているエッセンスの残量にかかわらず各2回スプレーして追加します。たとえば30mlのドースボトルを作成して、15ml使用した時点で追加する場合でも、追加するのはエッセンスだけで、スプレーする量は各2回です。そこにミネラルウォーターを足す必要はありません。

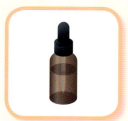

使い方

　ファー・イースト・フラワーエッセンスは、基本的にバッチのフラワーエッセンスと同じ使い方をします。

ストックボトルからの使用

　ストックボトルから使用する場合は、舌下に直接エッセンスを2回スプレーします。そのまま口に含んでいれば、やがてエッセンスは吸収されていきます。

　コップ半分程度の水にエッセンスを各2回スプレーして、その水を少量ずつこまめに飲んでも使用できます。ドースボトルを作成したときと同様、複数のエッセンスを組み合わせられます。

　また、エッセンスは外用も可能です。頭上に数回噴霧してその霧を浴びるといいでしょう。直接噴霧する場合は、目に入らないようにしてください。また、肌に塗布したりする場合、アルコールに敏感な人は事前にテストするなど、注意しておこなってください。

日本の植物とフラワーエッセンス

ドースボトルからの使用

舌下に直接4滴落として飲みます。これを1日4回飲むのが使用量の目安となります。また、飲み水などに4滴落としたものを飲んでも同様の効果が得られます。さらにもう一段階希釈することになりますが、この段階までは希釈しても問題はありません。

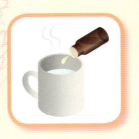

期間や頻度について

ファー・イースト・フラワーエッセンスは、必要を感じたときにいつでも、何回でも使用できます。ストックレベルでも、ドースレベルでも同様です。

急性の問題に対処する場合、30分おきや5分おきなどというように、短い間隔で何度もリピートするといいでしょう。選択したエッセンスが適切であると思うなら、効果を感じるまで続けて構いません。

慢性の問題にドースボトルで対処する場合、まずは前述の使用量で一ビンが空になるまで続けます。3週間から1か月くらいの期間を一つの目安として、一つの組み合わせを使い続けます。その後、エッセンスを飲みはじめたときの課題や問題に関して、自分にどのような変化が起きたのかを振り返ってみてください。おそらく何か変化があると思います。その変化に応じて新たな組み合わせを考え、新しいドースボトルを作って使用します。

ドースに使用するボトルについて

ボトルはガラス製の遮光ビンがお勧めです。使用後は、スポイトのゴム部分やキャップ部分を外して、ガラス部分とビン本体を20分間煮沸することで、再利用が可能です。

選び方

自分あるいは他人に適したエッセンスを選択する方法は数多くあります。

カウンセリング

フラワーエッセンスの療法家や実践家によるセッションを受ける方法があります。現在の自分の気分や感情、心境などを語ることで、必要なエッセンスを選んでもらいます。セルフカウンセリングも可能で、その場合、本書や各種資料を見ながら、自分の心境にふさわしいものを選択します。

花写真

エッセンスの原料となっている植物の写真を見ながら、自分の心に最も強く響くものを選びます。このとき、頭で考えて判断せずに直感で選ぶといいでしょう。強く心に響いた花写真は、エッセンスを使用した場合に効果をあらわす可能性が高いです。なぜなら、花写真を見たときに心に響く原理と、フラワーエッセンスを使用して心に共振・共鳴する原理は、似たものだからです。また、花写真にポジティブな印象を受ける場合と、ネガティブな印象を受ける場合がありますが、どちらの場合でも、エッセンスを使用した際、心に響く可能性は高いと考えられます。

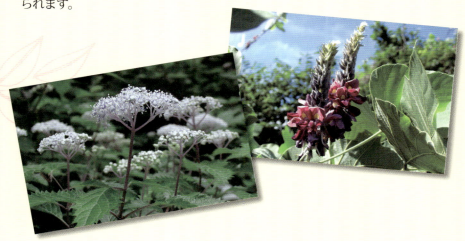

ダウジング

　ペンデュラムなどを用いて、必要なエッセンスを選択する方法があります。本人が目の前にいない遠隔地での相談の場合などに活用できます。書籍やインターネットで、ダウジングチャートを入手するとやりやすいでしょう。12等分されたチャートなどがあれば、花ごよみシリーズを選択する際にそのまま使えます。

花ごよみ

　花ごよみシリーズは12の月に対応しているため、暦を基準に選択する方法もあります。使用する時期に該当するエッセンス、自分や相手の誕生月のエッセンス、自分の好きな時期や重要なタイミングに対応するエッセンスなど。暦を意識してエッセンスをとり入れることは、自然界のリズムを自分の中にとり入れることにもつながるでしょう。

コンビネーションと応用

　実践家の間では、すでにファー・イースト・フラワーエッセンスのコンビネーションが研究されはじめています。コンビネーションを検討する際に、植物の分類や花の色を考慮することはとても重要です。これらを一つのヒントにして、コンビネーションの研究をしていただければと思います。

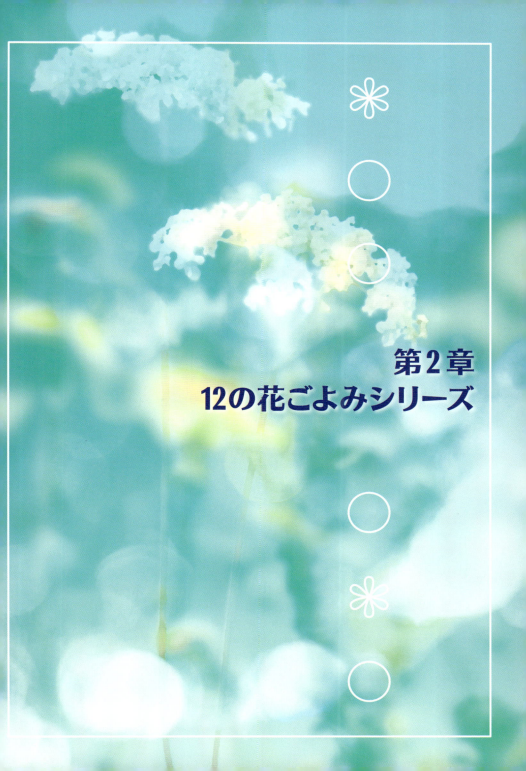

第2章
12の花ごよみシリーズ

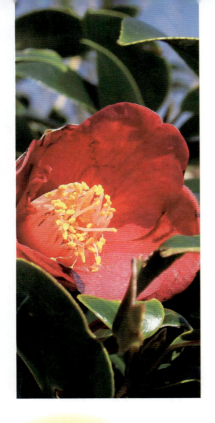

ヤブツバキ
Camellia japonica

キーワード

母性　成熟した女性
美しさ

分　類	ツバキ科ツバキ属
学　名	*Camellia japonica*
和　名	ヤブツバキ（藪椿）
英　名	Japanese camellia
花　期	11月〜4月

調和した状態
　傷ついた内なる女性の癒し。母性に目覚める。女神や大地母神のイメージ。落ち着いた大人の女性。充実したパートナーシップ。

不調和な状態
　自分の肉体を嫌悪。女性の否定的な面が目につく。作られた女性像をうのみにする。女性的な本能を否定。男性への不信感。

【植物の特徴】
　ツバキ科ツバキ属の常緑高木。高さ15mになる。日本原産。北海道を除く日本全土に生育。照葉樹林に見られる。長寿だが成長は遅い。樹皮は灰白色で美しくなめらか。葉は革質で光沢があり、縁には細かい鋸歯がある。花期は大変長く、11月頃から4月頃まで咲いている。花は紅色で直径5〜7cm。花弁は5枚で基部が合着しており、散るときには花弁と雄しべがそのままの形で落ちる。メジロなどの小鳥が送粉する。果実は9〜10月に熟し、ツバキ油が採れる。花言葉は「控えめな優しさ」など。

ヤブツバキ *Camellia japonica*

エッセンスの解説

　ヤブツバキは、シイ類やカシ類、クスノキ *Cinnamomum camphora*、タブノキ *Machilus thunbergii* などが生える照葉樹林に見られる樹木です。ふつうは樹高5〜6mほどで、成長は遅く、自分よりも丈高い木々に囲まれながら、暗い林内で生育しています。また、花は最も寒い冬の時期に咲きます。そんなヤブツバキの生活史を見ていると、さまざまな面で忍耐を強いられているように思えてきます。
　ヤブツバキには「控えめな優しさ」「慎み深さ」「謙虚さの美徳」といった花言葉がありますが、冬に暗い林内で鮮やかな紅色の花を咲かせるヤブツバキに出会うならば、おそらくそうした印象を受ける人も少なくないはずです。
　慎み深さや謙虚さは、特に日本人女性の伝統的な美徳といえます。これはヤブツバキの本質と関係しているのではないでしょうか。

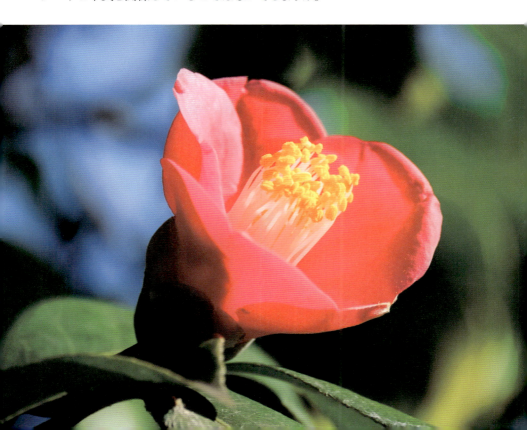

12の花ごよみシリーズ

　ヤブツバキの種子からはツバキ油が採取されます。ツバキ油は古くから日本人女性に美しさをもたらしてきました。ツバキ油は髪を整えるのに用いられ、髪に潤いや、つやを与えます。肌にもよく、潤いを保ち、肌をやわらかくして、紫外線から肌を守るはたらきがあります。傷んだ髪や肌をいたわり、美しく輝かせてくれるのです。そこにヤブツバキがもつ力の一面を見いだすことができます。

　ヤブツバキは女性としての美徳、特に日本人女性の精神と身体の両面の美しさを象徴している植物です。そのヤブツバキのエッセンスは、女性性に関するイメージと非常に関係しています。

　現代は「女性らしさ」ということに関して、これまでの価値観が崩れ、多様な見方や考え方が広がっています。その中で、メディアが作り上げたさまざまな女性像に、混乱している人が見受けられます。自分と異なる女性像が人々に賞賛されているとき、それをうのみにして無理に自分を偽ってみたり、自分は美しくないと自己卑下をする人もいるでしょう。また、そのような作られた女性像に対する反発から、女性性そのものに対して否定的になる人もいます。

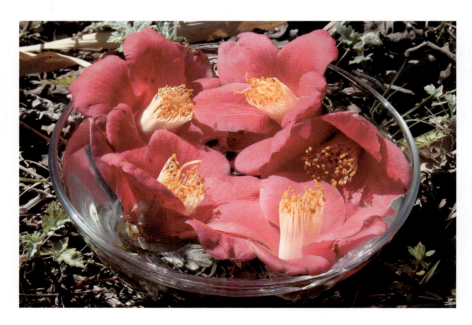

ヤブツバキ *Camellia japonica*

このような場合に、ヤブツバキのエッセンスは、本来の女性の美についての気づきをもたらしてくれます。女性性の否定については、根深い問題に起因することも多いです。幼い頃に、女性としての在り方や魅力について、両親や仲間を通じて否定されるような出来事を経験した人もいるでしょう。それ以来、無意識のうちに女性らしくあることを拒んだり、女性らしさを表現する人に対して批判的になったりする場合もあります。また、女性らしい女性に惹かれる男性に対して嫌悪感を募らせる人もいます。このようなケースで、ヤブツバキのエッセンスは、傷ついた内なる女性を癒し、女性性を受け入れられるようサポートしてくれます。より女性らしくあることを、自分で許せるようになるでしょう。

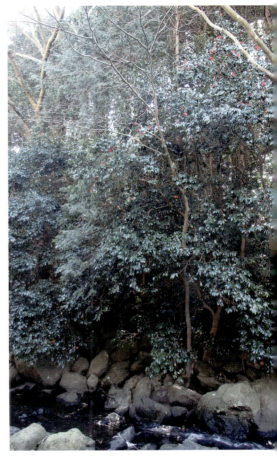

　ヤブツバキのエッセンスによるはたらきは、精神面における女性性に限らず、身体面においても女性らしさを受け入れることとも関係します。
　たとえば、月経困難や月経不順がある場合に、ヤブツバキのエッセンスがそれらの症状を軽減させたケースがあります。
　ヤブツバキのエッセンスを使うことで、女性としての自分の体を愛おしく感じ、それまで抱いていた否定的なイメージを拭い去ることができたという人もいます。このケースなどは、女性の美を開花させるヤブツバキの力のあらわれでしょう。

12の花ごよみシリーズ

　ヤブツバキのエッセンスは、本来の女性性を受け入れ、開花させることをサポートします。その女性性は、幼い少女のようなかわいらしい女性らしさとは、若干異なるかもしれません。落ち着いた穏やかな大人の女性、心身ともに成熟した女性、あるいは女神や地母神のような根源的な女性像の方が、ヤブツバキにはよりふさわしいでしょう。このような女性像は、現代人が見失いかけているものではないでしょうか。

　ヤブツバキのエッセンスは女性ばかりが対象ではありません。女性に対する見方や、女性との対人関係、パートナーシップ、内なる女性性に関する問題を抱える男性も用いることができます。

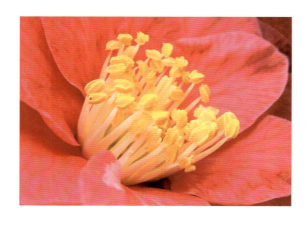

ヤブツバキに寄せて

　暗い地面の上へ、ぽとりと赤い椿の花が落ちる。それは、繋がっていた場所から一人離れ、地球へと落ちた魂。私は地球へとやってきた。自らの意志で、魂の約束を交わし、安全な枝を離れ、ここへ来ることを自ら望んだ魂。地上に落花した、赤い椿。

　私の選んだ、たった一つの体。それは椿のように、鮮やかに艶めいている。そしてその唇は、あでやかに花開いている。幸福感に体ごと浸りながら、ただ自分が女性であることを祝おう。私は肉体をまとい、紅いドレスで舞い踊る。豊かに波打つ髪は、艶やかな黒。やさしく体に触れて。愛する人と、情熱的に愛を交わして。

　私はもう一人ではない。なぜならすべてと繋がっているから。自らを切り離した枝とも、魂を宿した花弁とも、自ら体を降ろした地面とも、私は深く結びついている。

　本物の美しさに触れて。ヤブツバキのエッセンスが「女神」を呼び覚ます。白い胸に抱くのは、可憐な赤い情熱の炎。

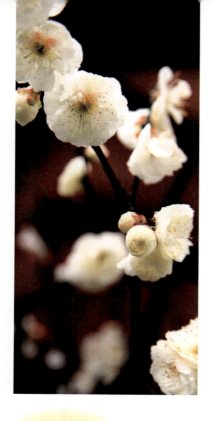

ウメ
Prunus mume

キーワード

高次の自己　魂の高貴さ
独り静かな空間

分　類	バラ科サクラ属
学　名	*Prunus mume*
和　名	ウメ（梅）
英　名	Japanese apricot
花　期	2月〜3月

調和した状態

高次の自己とのつながり。瞑想的な静かな心を維持できる。自分に必要なものを選り分けられる。人との適切な距離感を保てる。

不調和な状態

他人や情報に振り回される。集中を欠く。自分の空間を確保できずにストレスを感じる。周囲との関わりを絶ちたがる。

【植物の特徴】

バラ科サクラ属の落葉高木。樹高5〜10m。中国原産の帰化植物で、日本に渡来した時期には諸説あり、奈良時代とも弥生時代ともいわれる。早春、葉が展開する前に開花。花は直径1〜3cmの5弁花で、強い香りを放つ。紅色系のものと白色系のものがある。果実は直径2〜3cm。強い酸味があり、梅干しや梅酒などに利用される。未熟な果実の種子には、青酸配糖体のアミグダリンが含まれ、けいれんや麻痺などの中毒を引き起こすことがある。古くから日本人に愛され、万葉集にも多く詠まれる。

ウメ *Prunus mume*

＊エッセンスの解説＊

　ウメは古くから日本人にとって特別な植物の一つでした。ウメと日本人のかかわりにおいて、果実を食用にしてきたことはもちろん重要です。しかし、それ以上に、気品を漂わせる樹姿や芳しい香りを放つ花は、日本の文化に大きな影響を与えてきました。
　7～8世紀に編纂された和歌集『万葉集』は、数多くの花が登場することで知られています。その中で、ウメはハギについで2番目に多い119首で詠まれており、『万葉集』を代表する花であるともいわれています。
　当時、ウメは特に高貴な身分の人たちが愛好していた花でした。奈良時代に花といえば、サクラよりもウメであったといいます。やがて平安時代以降になると、ウメは古都・奈良をしのばせる静かな古里の象徴として、和歌などにとりあげられました。

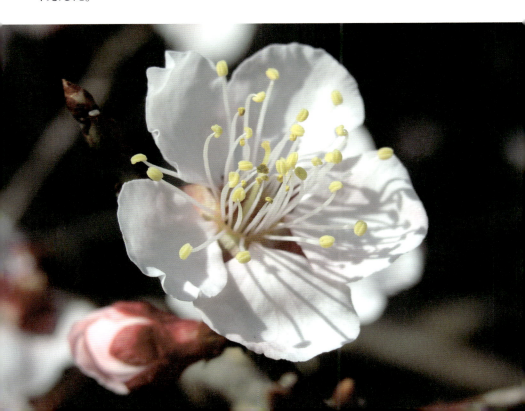

高貴さや静けさ、古里を思い起こさせるという要素は、ウメという植物の本質を考える上で鍵となるものでしょう。

平安時代には、菅原道真（845-903）がウメを愛したこともよく知られています。道真は政敵との抗争に敗れて大宰府に流されましたが、都に残した庭のウメを和歌に詠みました。

東風吹かば　匂ひをこせよ　梅の花　主なしとて　春を忘るな

ウメを愛し、都をしのぶ道真の心情に、ウメがもつ本質的な要素を見いだすことができるかもしれません。

ウメのエッセンスは、心の静けさや人間関係の距離感とかかわります。

人間は社会の中で、さまざまな人々や情報に接しながら生活をしています。ただ、忙しい毎日の中で、その頻度があまりにも多くなると、心の休まるときがなくなってしまいます。特に現代は情報が氾濫しており、目にする情報量の多さにストレスを感じる人も数多くいるでしょう。情報の中には間違ったものや質の低いものも少なからずあり、それらに振り回されることで消耗する人もいます。このようなとき、外部との関係を断ち切り、一人の時間と空間を確保したいと思う人は多いのではないでしょうか。

ウメのエッセンスは、瞑想的な心の状態をもたらし、高次の自己とのつながりを強めてくれます。波立つ心を静め、外部に向けられた意識を、自らの内部へと向かわせます。静かな時間を設けたいとき、ウメのエッセンスを使うことで、心の内に静かな空間を確保できます。そこに留まることにより、外部の物事に翻弄さ

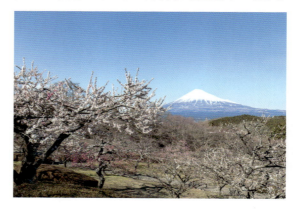

ウメ　*Prunus mume*

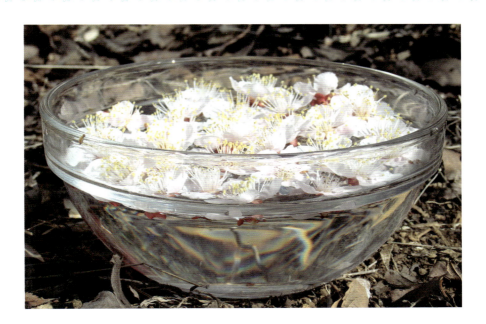

れないようになります。
　高次の自己とのつながりは、私たちにさまざまな気づきやインスピレーションがもたらします。そして、高次の自己の視点から物事を判断することを可能にします。その結果、自分にとって必要なものと不要なものを適切に判断、選択できるようになり、無駄な情報に振り回されることもなくなります。
　ウメのエッセンスによる反応で、「視界がクリアになる」「頭の中がすっきりする」という報告が数多く寄せられています。これらは、自我中心の低次の視点から離れたことを、感覚的にあらわしているのかもしれません。

　瞑想的な心の状態を維持するためには、人間関係の距離感も重要です。その距離感が近すぎる場合には、どうしても心が波立ちやすくなります。
　ウメのエッセンスを必要とする人は、この点でバランスを欠き、問題を抱えていることが多いです。人との関わりを避けたがったり、独りになることを望んだりするのです。反対に、人と距離を置きすぎることで不安を感じたり、親密になりたい人に対する近づき方がわからなくなったりすることもあります。

12の花ごよみシリーズ

ウメの花咲く時期はまだ寒く、花を訪れる生物たちも多くありません。あるいはウメが漂わせる高貴さが、他の生物たちを寄せつけないのかもしれません。その中で、ウメの花を好んで訪れるのがメジロです。メジロは花の蜜や果汁を好み、特に早春のウメの花に

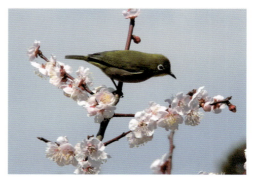

群がります。あまり警戒心がない鳥で、人間が近くにいても平気でやってきます。そのメジロのオープンな心が、ウメの心を開かせてくれるのでしょうか。ウメにとってメジロは花粉を運ぶパートナーであり、ウメはメジロのために豊富な蜜を用意しています。自分にとって必要な相手に対しては、ウメも親密な関係を結ぶことができるのです。

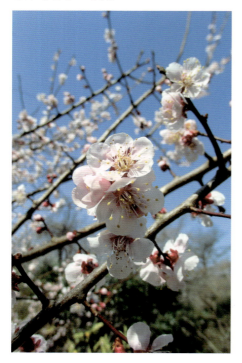

ウメのエッセンスは、必要な人間関係において、親密なコミュニケーションをはかることをサポートしてくれます。相手に対して心を開き、愛を与えることを可能にします。その与えるべき愛は、高次の自己を通じてもたらされます。ウメのエッセンスを通じて高次の自己とつながることができるとき、私たちは愛に満たされ、もはや誰かに愛を求めなくても幸せでいられるはずです。そのとき、人間関係の距離感の問題も、自ずと解決していることでしょう。

ウメに寄せて

　天に向かって高らかに掲げられた、白く輝くカップ。それは太陽の下で清められ、宇宙からの美しい、正確な情報をキャッチする。
　しっかりと両足を土につけて立ち、手を大きく天に向かって開き、手のひらから受信する。そして大きく胸を開き、ハートから受信する。
　良きもの。金色に輝く、粒子の細かいエネルギー。良い学び。
　暗く波動の低いものは受けつけない。明るく太陽に照らされたものだけを受信し、吸収する。
　太陽の情報。太陽の学び。
　ウメのエッセンスを使った日の朝、お弁当の白いご飯の上に、大きくて立派なウメの実をのせる。それは内側を良きもので満たす、内なる太陽。
　ウメの花の高貴な香りは、人の光の部分を活性化する。花のもつ静けさは、人を内省へと誘う。
　私たちは光へと向かう。共に学び合う相手と、しっかりと手を結びながら。

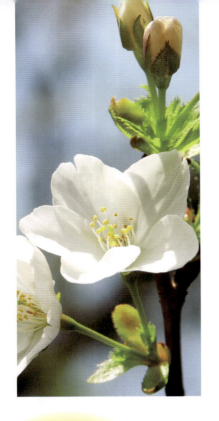

オオシマザクラ
Prunus speciosa

キーワード

葛藤と平安　彼岸への憧憬
日本人の精神

分　類：	バラ科サクラ属
学　名：	*Prunus speciosa*
和　名：	オオシマザクラ（大島桜）
英　名：	Oshima cherry
花　期：	3月～4月

調和した状態

　緊張が緩和されてリラックスできる。信頼感と安心感。自然の流れに従う。心を開いて素直に愛を表現する。

不調和な状態

　強い緊張感。物質世界に対する執着と葛藤。こだわり。愛に関する問題。他人に対する嫉妬心、競争心、警戒心。

【植物の特徴】

　バラ科サクラ属の落葉高木。高さ15mほどになる。伊豆諸島や伊豆半島、房総半島に多く生育する、日本固有の野生のサクラ。春3～4月に葉の展開とほぼ同時に白い5弁花を咲かせる。葉はよい香りがすることから桜餅を包むために使われる。有名なサクラであるソメイヨシノはオオシマザクラとエドヒガン *P. subhirtella* との交雑種。

オオシマザクラ *Prunus speciosa*

＊エッセンスの解説＊

　私たち日本人は、サクラといえば一斉に花が咲く春の季節を連想します。ところが、サクラは本来、秋咲きの植物でした。サクラの起源はヒマラヤ周辺にあると考えられていますが、ネパール原産のヒマラヤザクラ *P. cerasoides* は10月に開花します。これは日本人にとって、とても意外な感じがすることではないでしょうか。
　ヒマラヤに分布していたサクラは、次第に北方へと広がっていきました。その過程で、サクラは寒さに適応するために、冬の間は休眠し、春に花を咲かせるようになりました。やがて、サクラは中国を経て日本へと渡ってきます。すると、固有種と交配種を合わせて600種以上といわれるほど多様に分化し、大いに繁栄しました。それだけ日本とサクラには、深い縁があるのでしょう。

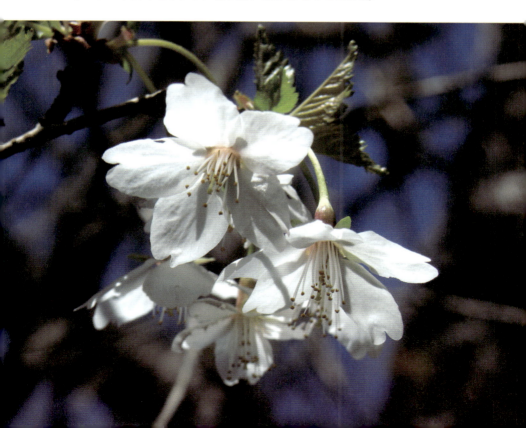

12の花ごよみシリーズ

　オオシマザクラは、ソメイヨシノをはじめとする園芸品種を数多く生み出した原種のサクラです。開花はソメイヨシノよりもやや早く、春の彼岸頃に花が咲きます。エドヒガンも同じ頃に咲くといわれ、それが名前の由来にもなっています。日本のサクラは春の彼岸と何か関係があるのではないでしょうか。

　日本では古来、春分と秋分を中日とする7日間を彼岸とし、中日には先祖に感謝をし、その前後の6日間は六波羅蜜の修行を一つずつ行いました。彼岸はあの世の世界とつながる期間なのです。日本のサクラが春の彼岸に花開くということは、現世という此岸からあの世の世界への扉が開かれることを象徴しているのかもしれません。

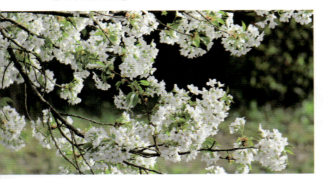

　そのサクラを最も愛した日本人の一人が、西行（1118-1190）です。西行はその生涯で2090首の歌を詠みましたが、サクラにまつわる歌が230首もあります。歌を通じてサクラの心を伝えた人であるといえるでしょう。

　西行はもともと武士階級のエリートでした。ところが、数え年で23歳の1140年、都に妻子を残して突如出家をしてしまいます。その後、西行はしばらくの間、吉野に庵を結んでいました。この時代に数多くのサクラの歌を詠んでいます。

　　花に染む　心のいかで　残りけん　捨て果ててきと　思ふわが身に
　　花見れば　そのいはれとは　なけれども　心のうちぞ　苦しかりける
　　吉野山　こずえの花を　見し日より　心は身にも　そわずなりにき

　歌には、都を捨てた身でありながら煩悩に葛藤する、西行の心境があらわれています。サクラの花は、春の訪れとともに一斉に咲き、やがて惜しげもなく散っていきます。その桜吹雪に包まれて、サクラの花とともに湧き上がった西行の煩悩も、はらはらと脱落していったか、どうか。

オオシマザクラ *Prunus speciosa*

　西行がサクラを詠んだ歌の中で最も有名なものは、遺言とも思える次の歌です。

　　願はくは　花のもとにて　春死なむ　その如月の　望月の頃

　如月の望月は2月15日で、釈尊の命日です。西行は1190年2月16日に亡くなりました。歌を詠み、心を浄め、悟りに至らんとした西行の生涯の願いは、満開のサクラのもとで彼岸へと旅立つことだったのです。

　この世的な葛藤から、あの世的な平安へ。それがサクラのテーマの一つです。
　オオシマザクラのエッセンスは、緊張や葛藤でストレスの多い毎日を過ごしている人に、安らぎをもたらしてくれます。精神面はもちろん、顎や喉をはじめとする肉体面に緊張が出ている場合にも、緊張の緩和をサポートします。
　世の中に対する執着、人間関係の愛憎などで悩む人に対して、オオシマザクラは苦しみの世界から離れた静かな心境へと誘ってくれます。特に愛の問題につい

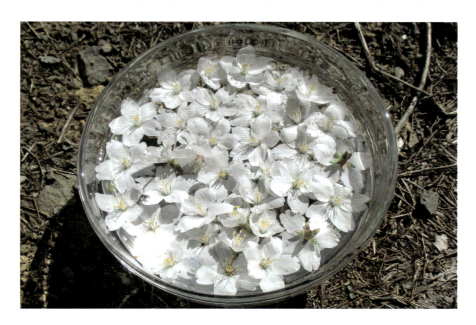

て、オオシマザクラのエッセンスは解決のヒントを与えてくれます。愛情を素直に表現できない人や、複雑な人間関係に悩む人、心を閉ざして愛情を久しく感じたことがない人など、どのようなケースであれ、オオシマザクラを試してみる価値があります。オオシマザクラはハートを開き、ただ愛に従うことを可能にするエッセンスです。

　警戒心や嫉妬心、他人に対する憎しみなどの攻撃的な心を抱えている人には、オオシマザクラが優しく穏やかな気持ちをもたらしてくれます。

　彼岸への扉を開くオオシマザクラは、人生の始めと終わりに際して、私たちをサポートしてくれるエッセンスです。この世に生まれ落ちてきたことにショックを受けた子供や、あの世に旅立とうとしている人に、このエッセンスは役立つでしょう。すべては移ろいゆくものであり、循環こそが自然な流れであることに、オオシマザクラは気づかせてくれます。

　人々を安らいだ境地へと導いてくれるオオシマザクラは、あらゆる事態や好転反応などが生じた際に、緊急時用のエッセンスとしても使えます。問題が起こりそうなときに、あらかじめ使用しておくのもいいでしょう。

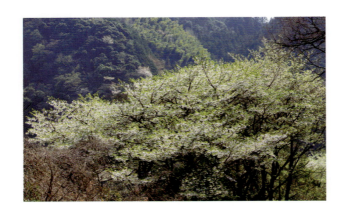

オオシマザクラに寄せて

　春がやってくる。大島桜の白い花が咲きはじめる。

　緑の葉揺れる木の下に立ってごらん。ハートがやさしく清められてゆく。そっと感じてごらん。白い桜のもつ、シンプルさ、純粋さ、混じりけのなさ、率直さを。

　浄化された透明なハートに、本来の色が蘇る。それはまるで、白いまっさらな布に、愛を染めてゆく感じ。染める色は、ほんのりとやさしいピンク色。

　すべてがシンプルにかえってゆく。すべての複雑に絡み合ったものが洗われ、ほどかれてゆく。愛だけが唯一のもの。信じるべきもの。

　愛という判断で、すべてのものに真実を見いだし、出せなかった答えをシンプルに導き出す。取り巻くすべてが、やさしい世界へと変わる。

　エッセンスが、ハートの深い探求へと誘う。それは滑らかでソフトな、ハートへのダイブ。

　オオシマザクラのエネルギーに包まれて、体は桜色に染まる。春の気をたくさんまとって。シンプルに愛を伝えて。私たちはやさしい春そのものなのだから。

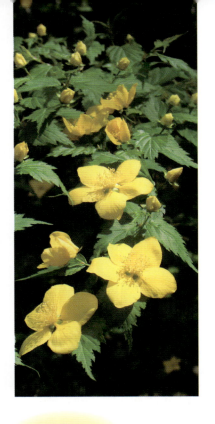

ヤマブキ
Kerria japonica

キーワード

思い出　ためらい
過去を手放す

分　類	バラ科ヤマブキ属
学　名	*Kerria japonica*
和　名	ヤマブキ（山吹）
英　名	Japanese Kerria, Japanese Yellow Rose
花　期	4月～5月

調和した状態
　インナーチャイルドを癒して自立できる。自分らしさに自信が持てる。決断力や実行力が高まる。

不調和な状態
　過去の悲しみを手放せない。インナーチャイルドの問題。何か物事をはじめようにも腰が重い。ためらいがち。

【植物の特徴】
　バラ科ヤマブキ属の落葉低木。北海道から九州までの日本各地に分布。山地の谷間や崖などの傾斜地によく見られる。地下茎を伸ばして群生し、地際から枝分かれして高さ1～2mほどになる。枝は柔らかく先は垂れる。互生する葉は長さ4～8cmで重鋸歯縁。花期は4～5月。山吹色の語源となった赤みを帯びた黄色い5弁花を咲かせる。花は直径3～5cm。八重咲き品種のヤエヤマブキ *K. japonica* f. *plena* がよく植栽されている。古くから日本人に愛されてきた花で、『万葉集』でも17首で詠まれ、思いを寄せる女性の姿をヤマブキにたとえた恋の歌もある。室町時代の武将・太田道灌が、古歌を知らないことを恥じて歌道に励んだという「山吹伝説」はよく知られている。

ヤマブキ *Kerria japonica*

＊エッセンスの解説＊

　ヤマブキは日本人が古くから愛好してきた植物の一つです。山間でしなやかな枝が風に揺れる姿から、古くは「山振」と呼ばれました。万葉歌人の大伴家持（718-785）は、ヤマブキを好んでとりあげました。『万葉集』でヤマブキから詠まれている17首のうち、9首が家持の歌です。

　ヤマブキは山の傾斜地に生えています。特に谷川沿いなどのやや湿った斜面によく見られます。そのため、昔から日本人はヤマブキといえば水辺に咲く花という印象をもっていたようです。
　水は感情や無意識を象徴するものです。その水のイメージと密接に結びつけられているヤマブキから作られたエッセンスは、人間の感情を揺り動かし、無意識にはたらきかける力があります。

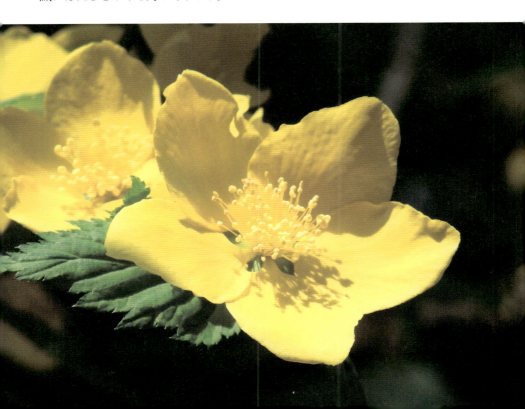

12の花ごよみシリーズ

　『万葉集』には、十市皇女（653?-678）が薨去したときに高市皇子（654?-696）が詠んだ歌があり、その一首にヤマブキが詠まれています。

　　山振の　立ち儀ひたる　山清水　酌みに行かめど　道の知らなく（巻2-158）

　十市皇女は、後の天武天皇である大海人皇子（不明-686）の皇女であり、大友皇子（648-672）の正妃でした。叔父と甥である大海人皇子と大友皇子は、壬申の乱で戦い、敗れた大友皇子は自害します。その皇子のあとを追うように、乱後6年、十市皇女も急死しています。おそらくまだ30歳前後という若さでした。その死を悼んで高市皇子が詠んだのがこの歌です。

　歌の意味は、黄色い花が咲く清水の情景を黄泉の国に重ねて、亡くなった十市皇女に会いに行きたいという思慕の念を詠んだものです。また、この歌の背景には、ヤマブキの咲く水辺では亡くなった人と出会うことができるという伝承があったともいわれています。

　そこで、ヤマブキには面影草という一名がつけられています。

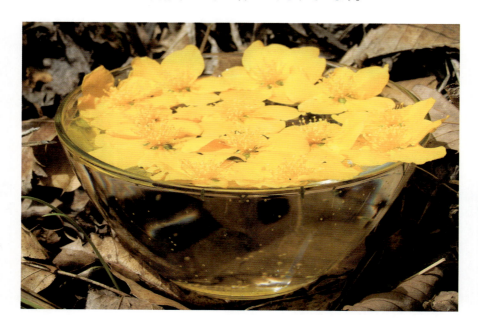

ヤマブキ　Kerria japonica

　ヤマブキのエッセンスは、昔の懐かしい思い出や、愛する人、会えなくなってしまった人の記憶をよみがえらせます。インナーチャイルドと出会うために、特に母親との関係を振り返りたいときに、ヤマブキのエッセンスはいいサポートになるでしょう。

　ヤマブキは春の花ですが、満開になるのはサクラの花が終わる頃です。春といっても盛りをやや過ぎた時期になります。
　平安時代末期から鎌倉時代に活躍した歌人・藤原俊成（1114-1204）は、ヤマブキの花を見て、サクラの花が散る虚しさを、ヤマブキの花に慰められるという歌を詠みました。

　　桜ちり　春の暮れゆく物思ひも　忘られぬべき　山吹の花

　一方、俊成の次男である藤原定家（1162-1241）は、ヤマブキの花に春の終わり見て、そのつらい気持ちを歌にしています。

　　にほふより　春は暮れゆく　山吹の　花こそ花の　なかにつらけれ

　ヤマブキは、移ろいゆく無常なるものの虚しさと、その向こう側にある慰めや希望、光を象徴している花なのです。
　ヤマブキのフラワーエッセンスは、過去の出来事にこだわる人や、そのときに生じた価値観にとらわれる人に、人間の感情や考え方も無常であることを気づかせてくれます。特に、両親によって植えつけられた価値観が自分の行動を制限し、自分らしさを発揮できずにいるとき、ヤマブキのエッセンスは、それらを手放せるようにサポートして

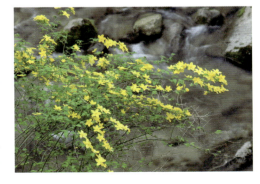

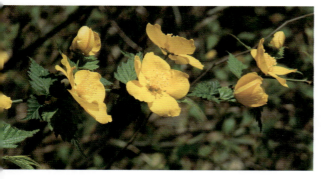

くれます。
　その上で、ヤマブキのエッセンスは人々に自立を促し、行動を起こせるように導いてくれます。それまで腰が重くて物事を先延ばしにしていたことがあれば、楽に実行できるようになります。度胸がなくてためらいがちだったことがあるなら、思い切って決断できるでしょう。途中で挫けそうになる場面があったとしても、粘り強く取り組むことができます。
　そのために必要な自信と気力、行動力を、ヤマブキのエッセンスは与えてくれます。ヤマブキのエッセンスを使うことで、私たちは自分の内側に光り輝く黄金色の宝物を発見できるでしょう。それは私たちの自信の源になるはずです。

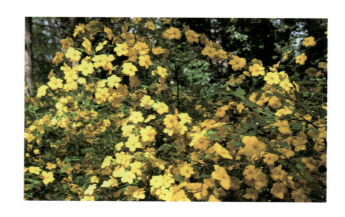

ヤマブキに寄せて

　溢れ出す黄金のエネルギー。内なる魅力を、思い切り輝かせて。それは他の誰とも違う、たったひとつのユニークな光。
　地面にしっかりと立つ私を、現実的なパワーが押し上げていく。金色のお金のエネルギーを、力強く巻き込みながら。
　ヤマブキのエッセンスが、ひとりで生きる自信と勇気を与えてくれる。力強く自立を促し、あたたかな助け合いを引き寄せる。
　もう愛情を奪い合ったりしない。パワーゲームももうおしまい。
　私は金色の光に包まれ、内なる愛で満ち満ちる。
　自分の光で生きる人同士、ハートで結び合う。内側の宝を持ち寄りながら、私たちはただ愛で繋がり合う。
　水辺にひっそりと咲く、私は素朴な愛の花。ハートをやわらかく開き続けて。黄金の花弁を光らせながら、自らの魅力を輝かせて。ヤマブキの花のような、穏やかでやさしい笑顔のままで。

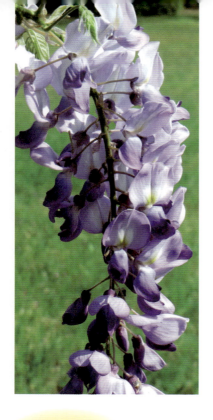

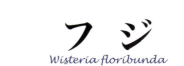

フ ジ
Wisteria floribunda

キーワード

優雅さ　平和
陰湿さの中での葛藤

分　類：マメ科フジ属
学　名：*Wisteria floribunda*
和　名：フジ（藤）
英　名：Japanese wisteria
花　期：4月〜5月

調和した状態
　魂の優雅さ。世俗の陰湿さを離れた、穏やかで平和な境地。

不調和な状態
　執着、嫉妬、虚言、二枚舌、秘密主義など、陰湿な感情や態度。それらが渦巻く環境に巻き込まれて葛藤する。

【植物の特徴】
　マメ科フジ属のつる性落葉樹。日本固有種で本州、四国、九州に分布する。低地の山林によく見られる。日当たりを好み、樹木によじ登って樹冠を覆う。つるは根元から見て左巻き。葉は長さ20〜30cmの奇数羽状複葉で、11〜19枚の小葉からなる。5月頃、長さ20〜100cmになる花序を垂らし、藤色の由来である薄紫色の蝶形花を多数つける。花後、長さ10〜20cmの豆果をつける。花の美しさから、藤棚を設けて観賞用に植栽されたり、盆栽に用いられたりする。『万葉集』では20数首で詠まれている。幹にできる瘤は胃ガンの民間薬。つるは籠を編むのによく、繊維をとって藤布の原料にもなる。

フジ Wisteria floribunda

＊エッセンスの解説＊

　日本人は古くからフジを女性的なものの象徴としてとらえてきました。
　清少納言（966頃-1025頃）の『枕草子』には「めでたきもの」として「色あひよく花房長くさきたる藤の松にかかりたる」とあり、男性的なもののたとえであるマツによじ登るフジを素晴らしいものであると称えています。
　『万葉集』には「藤波」という言葉で何度もフジが登場します。これはフジの花序のことで、風に波打つ優雅な花の姿が多くの歌で詠まれています。
　フジには「優しさ」「歓迎」「決して離れない」「恋に酔う」といった花言葉があります。「優しさ」というのはフジの女性的な側面のポジティブさを表現しています。一方で「決して離れない」や「恋に酔う」という花言葉も女性的ではありますが、これらはバランスを失った場合に、あまりよい意味をあらわさないかもしれません。

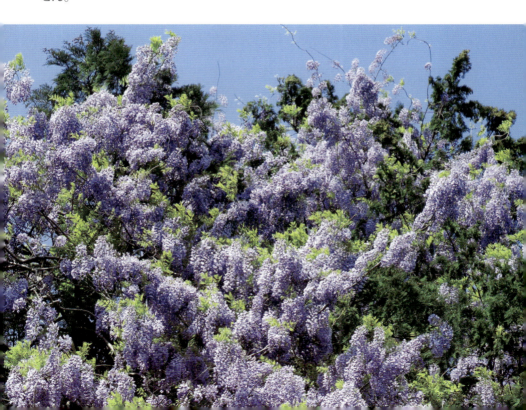

12の花ごよみシリーズ

　フジのエッセンスは、その人の女性的な側面と関係があります。ただし、このエッセンスが必要とされるのは、そのバランスが乱れてネガティブな状態になり、ある種の陰湿さのようなものを帯びている場合です。

　たとえば、「決して離れない」「恋に酔う」という花言葉の心理状態が陰湿になった場合には、人間関係における執着や嫉妬という形であらわれるでしょう。さらには、ライバルを蹴落としたり、相手を罠にはめたり、平気で嘘をついて人をだましたりすることなども該当します。

　フジのエッセンスを使用していると、人間のネガティブで陰湿な面を、他人や夢などを通して見せられることがあります。

　例えば、突然の人事異動で、自分と相性の合わないタイプの人が同僚になったとします。その人は二枚舌で、人前で言うことと、陰で言うことがまったく違います。そういう存在を目の当たりにすることで、私たちは自分自身の在り方や価値観などについて、深く考えさせられます。そして、本音で生きることの必要性に気づかされます。

　あるいは、自分が誰かの陰湿さによる直接の被害者になることもあるでしょ

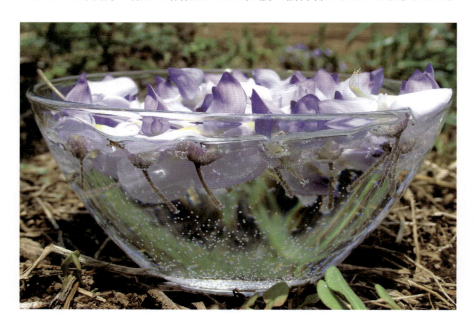

フジ Wisteria floribunda

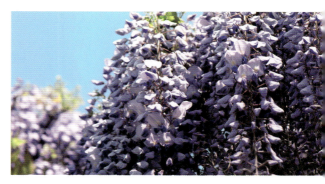

う。悪質ないじめに遭ったり、強力なサイキックアタックを受けたりするような場合です。

　こういうときに、フジのエッセンスを使うことで、自分の身の回りで起きている出来事の意味に気づくことができます。フジのエッセンスは、そのプロセスを速やかに通過できるようにサポートしてくれます。人間関係や環境の変化をきっかけとして、潜在的なものを顕在化させ、変容を推し進めていくことを、フジのエッセンスは後押ししてくれるのです。

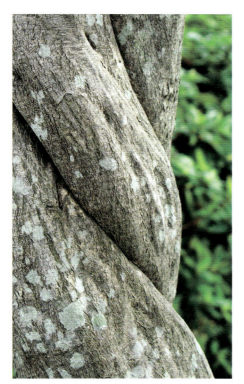

　こうしたフジのエッセンスが垣間見せる陰湿さは、ヘビのイメージと重なります。

　シンボルとしてのヘビについては、時代や文化により、さまざまな解釈がなされています。ヘビを神聖なものとする見解がある一方で、不吉さの象徴とする考えや、執拗で陰湿な性質をあらわすという解釈もあります。この最後の解釈は、ヘビが獲物を絞め殺すことに由来するものでしょう。

　フジも幹を見るとヘビのような姿をしています。そして、他の樹木に巻きついて、その成長を妨げます。時には締めつけて樹木を枯らしてしまうこともあります。

このようなフジの姿に、フジのエッセンスの一面を理解する鍵があると思います。

　では、このフジのエッセンスは、私たちにどのような長所や美徳をもたらしてくれるのでしょうか。それは、陰湿な世界から離れた高い境地、そして魂の高貴さや優雅さではないでしょうか。
　フジの花は神が降りる依代として、日本では古くから神聖視されていました。藤原氏の姓に「藤」の字が用いられているのも、フジの神聖さに由来するという話があります。
　フジの花に由来する藤色は、青みがかった薄紫色で、とても上品で穏やかな色です。特に平安時代、藤原氏の隆盛とともに高貴な色として愛好されました。藤色を好む人は争いごとをせずに平和を求めるといいます。
　この藤色がもつ穏やかさは、フジのエッセンスにも反映されています。フジのエッセンスは、その人の素晴らしさに光をあて、魂の優雅さを引き出します。世俗の陰湿な争いごとから離れ、穏やかで平和な境地へと、私たちを導いてくれるでしょう。

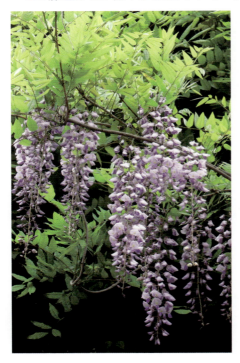

フジに寄せて

　紫色の瞳が瞬く。藤の花の青紫のエネルギーに包まれて、ハートと第三の目が結びつく。
　空へ伸びようとうねりながら絡みつく蔓と、執念深く這い上がる幹。地上近くの、ネガティブな感情の溜まった空間を抜けて、藤棚の上へポンと顔を出す。遮る物のない強い光。広がる視界。
　賢くクールな紫の花が、そっと池面へと垂れ下がる。地上に渦巻く、複雑に絡まった人間関係に向けて。じめじめと湿り気を帯びた、暗い事象に向けて。花たちはただ、無償の愛を送り続ける。
　藤の花とともに上昇しよう。あの美しい高みへと。地球で暮らす私たちの魂はいつも、神話の息づく世界、白く輝く存在の次元と繋がっている。
　やがてその世界と重なりながら、高い視点を保ち豊かなインスピレーションを受け取りながら、私たちは「地球のエネルギー」とともに暮らすのだ。頭上から降りそそぐ、清らかで高貴な花の香りの中で。

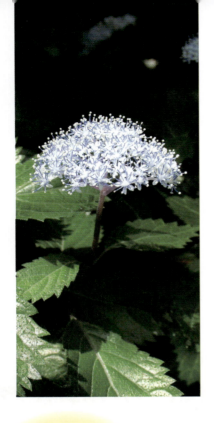

コアジサイ
Hydrangea hirta

キーワード

情報　潜在意識
宇宙的なつながり

分　類	アジサイ科アジサイ属
学　名	*Hydrangea hirta*
和　名	コアジサイ（小紫陽花）
英　名	－
花　期	6月～7月

調和した状態
　宇宙に遍在する情報にアクセスし、必要な情報を受け取れる。過去の記憶の統合。トラウマの癒し。ワンネス。

不調和な状態
　潜在意識にブロックがある。停滞感。アイデアの枯渇。人とのコミュニケーションにためらいがある。

【植物の特徴】
　アジサイ科アジサイ属の落葉低木。高さ1～2mほどになる。日本固有種で、本州（関東以西）、四国、九州に分布する。山地の明るい林内や林縁に生育する。若枝は紫褐色をしている。葉は長さ5～8cm、卵型で縁に鋸歯がある。花期は6～7月、花序の直径は4～5cm。花は直径4mmほどで、淡青色から白色に近い色の両性花が咲く。他の日本のアジサイ類に見られる装飾花はない。9～10月頃に果実が熟す。晩秋には黄葉する。アジサイ全般に「移り気」「冷淡」「辛抱強さ」「無情」「高慢」などの花言葉がある。

コアジサイ *Hydrangea hirta*

＊エッセンスの解説＊

　アジサイ属はラテン語で *Hydrangea* といいます。「水」の意であるhydroと「小さな器」の意である angea の合成語で、本来はアメリカノリノキ *H. arborescens* の名称でした。アメリカノリノキの果実（蒴果）は熟すと上部が裂けて壺のような形になります。そこから「小さな水壺」という名前がつけられたようです。

　コアジサイも小さな壺のような果実を散房状に数多くつけます。果実の上部には2～4本の花柱が残り、アンテナのように立っています。まるで水星の惑星記号を思わせるような形をしています。この特徴は、コアジサイのエッセンスの性質とも関係しそうです。

　占星術において、水星は知性を司る天体で、情報、通信、コミュニケーションなどにかかわります。コアジサイのエッセンスも「情報」がキーワードの一つです。このエッセンスは、宇宙に遍在するさまざまな情報にアクセスすることを可能に

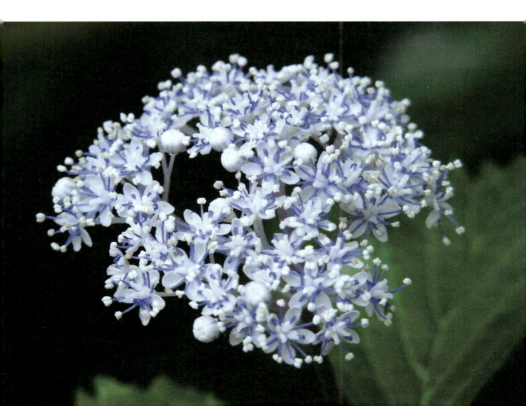

12の花ごよみシリーズ

します。必要な情報を獲得したいときに助けとなります。

　コアジサイの果実は、宇宙から降ってくる情報を受け取る器を象徴しているのかもしれません。

　コアジサイのエッセンスは、情報に対してオープンになり、それを受け取るために

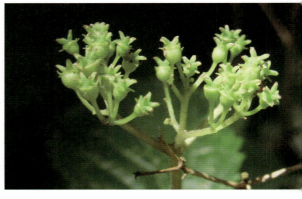

必要な心の穏やかさや、受容する心をもたらしてくれます。

　アジサイの仲間は、水に由来する学名からも連想ができるように、湿った林床や林縁などに生育します。ふつう暗い林内の低木層は、花を咲かせてもあまり目立ちません。そこで、昆虫たちを誘うために、アジサイ類の多くは大きな装飾花をつけるようになりました。

　ところが、コアジサイは日本のアジサイ類で唯一、装飾花がありません。これには、コアジサイが他のアジサイ類よりもやや乾いた林縁の斜面などを好んで生育することが関係しているかもしれません。あまり他の植物が生えていないような斜面に生育しているのであれば、わざわざ大きな花をつけなくても、花の時期には十分目につくからです。

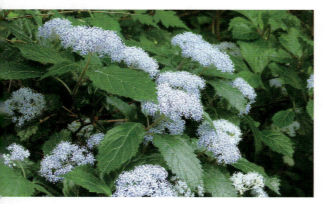

　また、甘い香りを放つことも、コアジサイの花の特徴です。風の通る林縁に生育するなら、昆虫を誘うために香りは有効な手段となるはずです。

　コアジサイが生育するのは、日陰と日なたの境のような場所です。闇の世界への入

コアジサイ *Hydrangea hirta*

口にコアジサイは生えています。コアジサイの花は、清楚な花と甘い香りで、昆虫たちを闇の入口へと誘います。同じように、コアジサイのエッセンスも、私たち人間を意識の深層へと誘うのです。

コアジサイのエッセンスは顕在意識と潜在意識の間に橋をかけ、私たちを潜在意識の深みへと導きます。実際に、コアジサイのエッセンスを使用することで、夢をよく見るようになる人がいます。メッセージ性が強い夢や、現在の自分に影響している過去の出来事や人物に関連した内容の夢を見る場合もあります。

コアジサイのエッセンスは、魂レベルにおけるさまざまなヒーリングのサポートに用いることができます。特に、意識の深層へ取り組むセラピーにおいて、プロセスが停滞しているような場合に、コアジサイのエッセンスは、一つの突破口を見いだす助けとなるでしょう。情報にも関係するコアジサイは、過去の記憶を整理し、意識に統合していくプロセスを後押ししてくれます。

アジサイという和名の語源は諸説あります。最もよく知られているのは、藍で染めたような花が集まって咲く「集真藍(あずさあい)」がなまったという説です。コアジサイも

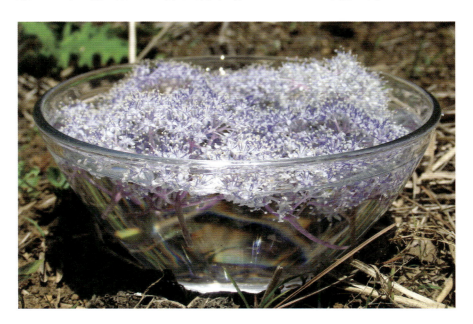

12の花ごよみシリーズ

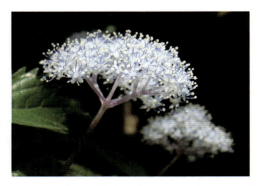

淡青色の花が咲きます。花は5弁できれいな星型をしています。その中心から10本の青い花糸が飛び出し、先端に葯がついています。この葯はまるで、青い花を背景に輝く恒星の光のようです。このような花が何十個と集まり、花序を構成しています。

　コアジサイの花序はまるで小さな宇宙です。見ているだけで、私たちの意識は遠い世界へと誘われます。

　それにしても、なぜコアジサイの花は、日なたよりも日陰の方が美しく見えるのでしょうか。多くの植物は太陽の光の下で、最も生き生きとした姿を見せるのに、コアジサイは反対に日陰でこそ輝くように見えます。

　コアジサイの美しさは花だけではありません。この植物は茎もまた美しく、紫色の茎が花に近づくにつれて次第に淡くなり、花の淡青色と溶け合います。この微妙な色合いは、紫色の第七チャクラを超えて、高次の世界へと上昇していき、やがて宇宙と一体になることを象徴しているのかもしれません。

　コアジサイのエッセンスは、霊的なエネルギー源やインスピレーションの源につながることをサポートします。

　つながりという意味では、グループとの関係やコミュニケーションというテーマもあります。身近な家族や仲間だけでなく、ふだん会えないような遠方の人との結びつきも強めてくれます。コアジサイのエッセンスは、こうした人々との結びつきを基盤として、ハートから湧き上がるものを表現したり、自分の意見を述べたりすることを可能にします。

コアジサイに寄せて

　蒼い、蒼い水の中。私の魂は沈んでゆく。胸に錘をもち、自らの意志で、深く深く潜在意識へと沈んでゆく。

　たったひとり、暗い闇の中、梯子を下りていく。

　怖くはない。私は知っているから。ここには常に、光が存在すると。闇の世界と光の世界は、共に存在しているのだと。

　潜在意識に触れ、やさしく運命を開く。時間を越えて、次元を超えて。

　あらゆる事象やあらゆる現象を「内なる世界」を通じて、ポジティブに書き換えていく。常に宇宙とつながり、無限のエネルギーを感じ続ける。

　過去を癒し、現在を癒し、未来を癒す。すべてがスタート地点であり、すべてがつながり、すべてがリンクしていることを知る。

　宇宙へと委ねて。これは、蒼い宇宙の起こすマジック。あなた自身が「完全なる宇宙の一部」だということを、コアジサイが教えてくれるでしょう。

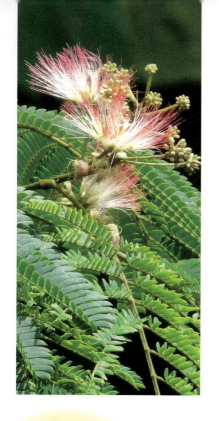

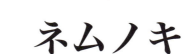
Albizia julibrissin

キーワード

幻想　インスピレーション
感受性

分　類：マメ科ネムノキ属
学　名：*Albizia julibrissin*
和　名：ネムノキ（合歓木）
英　名：Persian silk tree, Pink silk tree
花　期：6月～7月

調和した状態

繊細さ、感受性、直感力などの女性原理のはたらきが高まる。イメージの世界が広がる。女性的な魅力を輝かせる。

不調和な状態

睡眠障害、悪夢。精神面における女性原理の否定。女性的なものに対する偏見。パートナーシップの問題。

【植物の特徴】

マメ科ネムノキ属の落葉高木。高さ10mになる。イランから中国南部、日本（本州、四国、九州）にかけて広く分布。河原や原野に多く見られる。日当たりのいい荒れ地や崩壊地に侵入する先駆樹種。太い直根が地中に深く伸びる。細根には根粒菌が共生しており、窒素を固定する。枝は横に広がる。葉は2回偶数羽状複葉で、夜になると就眠運動をして葉を閉じる。花期は6～7月、10～20個の花が頭状に集まる。花弁は黄緑色で筒状に合着している。花は夕方に開き、淡紅色の雄しべが長く目立つ。果実は長さ10～15cmの豆果。樹皮を乾燥させた生薬を合歓皮（ごうかんひ）といい、捻挫、腰痛、関節痛、不眠などに用いる。和名のネムは眠（ねむ）で就眠運動に由来する。花言葉は「歓喜」「ときめき」「夢想」「繊細」など。

ネムノキ *Albizia julibrissin*

＊エッセンスの解説＊

　ネムノキは上に伸びるよりも横に広がる木です。成長するとまるで傘を広げたような樹形になり、人々に心地よい木陰を提供してくれます。夏の暑い昼下がり、ネムノキの下にいるとつい昼寝をしたくなるほどです。
　ネムノキと「眠り」にはいろいろな関係があります。
　まず、ネムノキという名前は、夜になると複葉が閉じる就眠運動をすること、つまり「眠の木」に由来します。
　ネムノキと聞くと『ねむの木の子守歌』を思い出す人もいるでしょう。
　ネムノキの樹皮は合歓皮、花蕾は合歓花という生薬で、特に合歓花の方は不眠に使うことがあります。
　ネムノキのエッセンスにも「眠り」というテーマがあります。実際に、ネムノキのエッセンスを使用することで眠気を催すようになったり、よく眠れるようになる

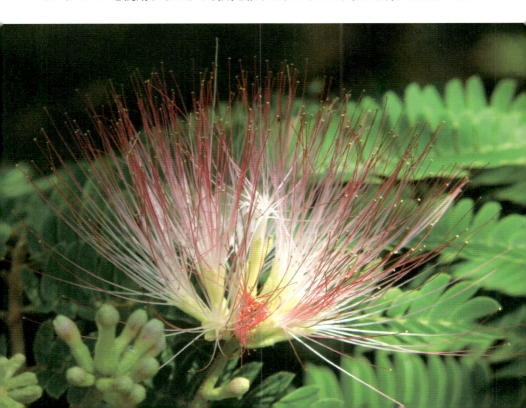

12の花ごよみシリーズ

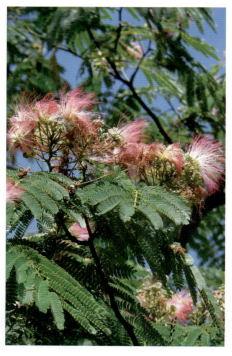

人がいます。睡眠のリズムを整えるためにもいいでしょう。また、夢をよく見るようにもなります。夢の世界からアイデアを得るために、ネムノキのエッセンスは役立ちます。悪夢を見る場合にもいいかもしれません。

　ネムノキの花序は、白からマゼンタに色づく細長い花糸が、放射状に広がる形をしています。遠くから見ると、まるでマゼンタ色の光を放っているかのようで、とても幻想的な気分にさせる花です。マゼンタはスピリチュアルな色で、神聖なる世界への扉を開く色といわれています。ですから、ネムノキの花から作られたエッセンスには、私たちを夢や幻想の世界に誘う力があるのです。
　ネムノキの枝は細くしなやかで、そよ風にも繊細に揺れ、羽状複葉を羽ばたかせます。その優雅さは、天女の舞を見ているかのようです。
　ネムノキは、私たちの魂を神聖なる世界へと羽ばたかせてくれます。

昔は各地でネムノキの葉がお香の材料として用いられていました。ここにもネムノキのスピリチュアルな側面が見られます。
　ネムノキのエッセンスは精神を鎮め、高い世界とつながることができるように導いてくれます。瞑想のサ

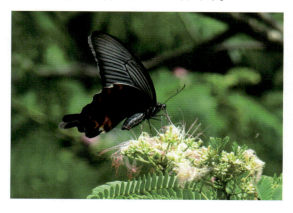

ネムノキ *Albizia julibrissin*

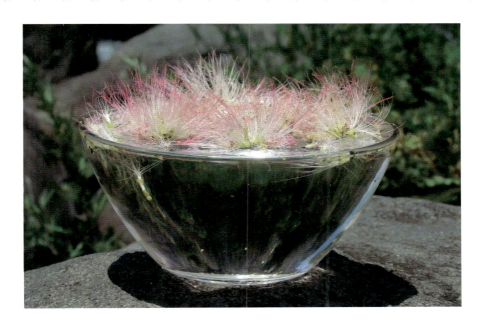

ポートに使うことで、多くのインスピレーションを受けられるでしょう。

　ネムノキのエッセンスは女性原理と関係し、繊細さや感受性、直感力を高めます。これは女性に限らず男性の場合でも同様です。
　女性に生まれた人にとって、ネムノキのエッセンスは女性としての自己、女性としての人生を受け入れることを助けます。女性としての素晴らしさを花開かせてくれるエッセンスです。
　ネムノキの花言葉で代表的なものは「歓喜」です。ネムノキのエッセンスは女性としての人生に喜びをもたらしてくれるものといえるでしょう。
　ネムノキは漢字で合歓木と書きます。合歓とは男女が共寝することで、葉の就眠運動を夫婦が寄り添う姿にたとえたことに由来します。そこで、ネムノキは中国で夫婦円満の象徴とされました。夫婦円満は女性としての人生における喜びの一つではないでしょうか。

　ネムノキには「胸のときめき」という花言葉もあります。これもまたネムノキの

12の花ごよみシリーズ

エッセンスと関係がありそうです。ネムノキのエッセンスは、ハートの感受性を高め、愛に対する感覚と理解を深めてくれます。

もし、過去にハートの感じやすさゆえに傷ついた経験があるならば、ネムノキのエッセンスはその傷を癒し、再びハートを開くことができるように後押ししてくれます。

『万葉集』には3首でネムノキが詠まれています。その中では紀女郎（生没年未詳）が大伴家持に贈った歌がよく知られています。

昼は咲き　夜は恋ひ寝る　合歓木の花
君のみ見めや　戯奴さへに見よ（巻8-1461）

紀女郎はこの歌の中で、昼は女官として宮廷で陽気に振る舞い、夜は独り恋い焦がれて床に就く自らの身を、ネムノキにたとえたといいます。このとき、紀女郎は若くても30代後半で、家持は20代前半だったといいます。当時の感覚で30代後半は高齢と思われていたでしょう。それでも自らをネムノキにたとえた紀女郎は、これほど魅力的な歌を詠んで、家持にアプローチをしているのです。

この歌に見られるように、ネムノキはときとして情熱的に、大胆に愛の思いを放ち、女性としての魅力を最大限に輝かせてくれるエッセンスです。

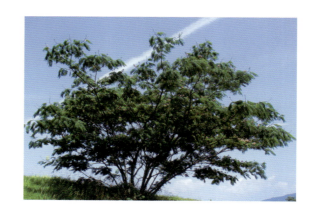

ネムノキに寄せて

　ネムノキの赤い花が、まるで火花のように飛び散る。内側から外の世界へと、夢を振りまく。やわらかく、やさしく。それでいて、ダイナミックに、大胆に。
　内側の愛を惜しげなく、他者に向かって放射する。もう隠さなくていい。もう悦びを、愛を、隠さなくていい。放射して。愛と歓びを放射して。
　木の下で眠る私たちの肉体の上に、ネムノキの花の甘い香りが降りてくる。それは、官能的な情熱を呼び覚ます。内に眠る「暗い陰り」はすべて、夕暮れの空へと解き放とう。
　五感を開いて、感受性を高めて。内なる女性性を輝かせて、その「女性の力」に全面降伏しよう。その甘い甘い香りこそが、聖なる世界の入り口なのだから。
　私はネムノキの木の下で、甘く軽やかに生まれ変わる。純粋な思いをささやこう。天女のように清らかな、薄紅色の唇で。

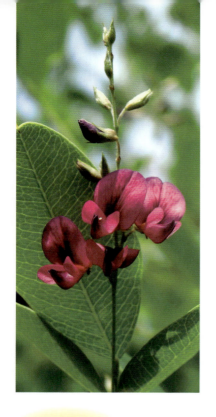

ヤマハギ
Lespedeza bicolor

キーワード

内気　慎重　秘めた情熱

分　類：マメ科ハギ属
学　名：*Lespedeza bicolor*
和　名：ヤマハギ（山萩）
英　名：Shrub lespedeza
花　期：7月〜10月

調和した状態
　慎みの中に自分を表現できる。秘めた情熱。柔軟な精神。大胆さと謙虚さのバランス。トラウマからの回復。

不調和な状態
　トラウマから慎重になりすぎる。自己表現ができない。繊細で失敗や孤独を恐れる。

【植物の特徴】
　マメ科ハギ属の落葉低木。高さ1〜2m。日本（北海道〜九州）、朝鮮半島、中国に分布。林縁や草地に生育する。葉は羽状複葉で3小葉。小葉は長さ2〜4cmの楕円形。花期は7〜10月、長さ1.5cmほどの紅紫色の蝶形花をつける。花序の柄は葉柄よりも長い。果実は豆果で種子が一つ入っている。根には根粒菌が共生しており窒素固定能がある。荒れ地でも生育するため法面の緑化に使用される。民間療法では根を女性ののぼせやめまいに用いる。萩は秋の七草の一つ。また、『万葉集』で最も多く詠まれた植物であり、古くから日本人が好んだ花でもある。花言葉は「思案」「内気」「柔軟な精神」。

ヤマハギ *Lespedeza bicolor*

＊エッセンスの解説＊

　古代の日本人にとって、萩は秋を象徴する花でした。『万葉集』には萩が141首で詠まれています。ある歌人は、秋が訪れるのを心待ちにする心情を、萩にたくして詠みました。

　　わが待ちし　秋は来りぬ　然れども
　　萩の花そも　いまだ咲かずける（巻10-2123）

暑い夏が終わり、秋が訪れて涼しくなると、萩の花見にも出掛けたようです。

　　秋風は涼しくなりぬ　馬並めて
　　いざ野に行かな萩の花見に（巻10-2103）

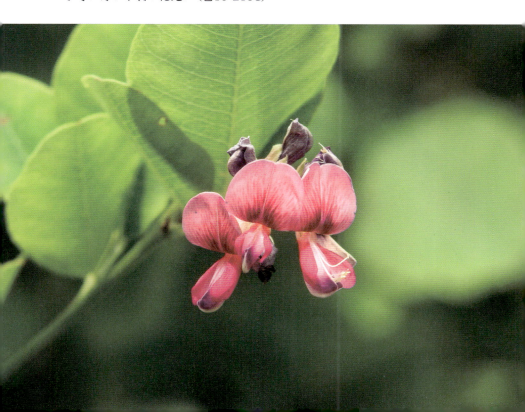

12の花ごよみシリーズ

　古代の日本人たちが萩を愛好していた様子がうかがえます。それだけ萩は日本的な植物なのでしょう。

　当時の女性は萩の花を頭に飾っていました。この挿頭(かざし)という風習は、本来は宗教的なものでした。ですから、萩の挿頭も、単なる風流で女性を美しく飾るだけではなく、萩がもつ生命力の強さを身につけるという意味合いがあったかもしれません。

　ヤマハギの姿は女性的なイメージを連想させます。風に揺れるしなやかな枝、丸い小葉、小さな紅紫色の花。いずれもが愛らしさを感じさせるもので、「内気」という花言葉がいかにもふさわしく思えます。

　ヤマハギのエッセンスは内気で繊細、慎重な人に対して用いられます。失敗することを恐れたり、一人にされることを不安に思ったりするような人です。

　ヤマハギのエッセンスを必要とする人は、しばしば自分の近くに誰かがいてほしいと願います。ただし、基本的に内気なので自分の願いをストレートに表現しようとはしません。言外に愛嬌のあるしぐさや振る舞いを見せ、他人の気を引くこ

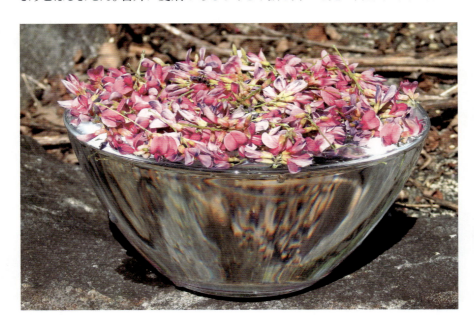

ヤマハギ *Lespedeza bicolor*

とで、その人を留めようとします。言葉にする場合でも、直接的な言い方で懇願したりはせず、相手が断れないような形に誘導します。

こういう人は、過去に自分の気持ちを正直に表現したときに、否定されて傷ついた経験をもつことが多いです。また、痛みや苦しみを避けるために、何事にも慎重になりすぎる傾向が見られます。過去のトラウマがまだ癒えていない状態にある人かもしれません。

このような人に対して、ヤマハギのエッセンスはトラウマから立ち直る過程を支援してくれます。

トラウマからの回復というテーマを象徴するかのように、ヤマハギはよく山火事の跡地に群生します。これにはヤマハギの種子と発芽のメカニズムが関係しています。

ヤマハギの種子はほとんどが硬実種子です。硬い種皮が水分を通さないために、そのままでは発芽できません。ただし、ヤマハギの種子は寿命が長く、10年に及ぶともいわれています。その間、土壌の中で発芽の機会を待ち続けることができます。ここでもヤマハギの慎重さが感じられます。

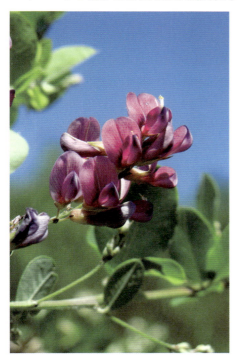

ヤマハギの発芽を促すものは高温です。自然現象で高温が発生する例といえば山火事です。土壌中にあるヤマハギの種子は、山火事が起きると大量に発芽します。燃える火の熱さが硬い殻を打ち破るのです。

ただし、そのときにすべてのヤマハギの種子が一斉に発芽するわけではありません。ヤマハギはいろいろな性質の種子を残して、発芽のタイミング

をずらしています。すぐに発芽するものもあれば、遅れて発芽するもの、硬実ではない種子も一部にはあります。ヤマハギはあらゆる可能性を思案しながら、慎重な姿勢で物事に対処をしているのです。

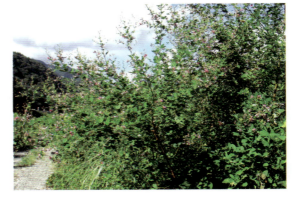

また、ヤマハギの開花の様子にも、ある種の慎重さが見られます。ヤマハギといえば秋の花という印象がありますが、じつは6月頃からわずかに花を咲かせはじめます。本格的な開花期を前にして少しずつ花を咲かせるのも、外界の様子をうかがったり、不測の事態に備えたりする意味合いがあるのかもしれません。

　ヤマハギのエッセンスは、その人の心を覆う硬い殻を打ち破るために、情熱の炎を点火してくれます。ただし、その情熱は嵐のように荒れ狂うものではありません。ヤマハギのエッセンスは、秘めた情熱を慎重さの中に発揮できるように導いてくれます。また、本来その人がもっている愛すべき魅力を、慎み深く表現することを可能にします。消極的すぎる人には大胆さを、積極的すぎる人には謙虚さを、それぞれバランスのとれた形でもたらしてくれます。どのような場面においても、柔軟な精神をもって対処できるように導いてくれます。ヤマハギのエッセンスがもたらすこれらの性質は、人間関係の成功、特に恋愛に関してよいサポートになるでしょう。

ヤマハギに寄せて

　自分の世界を広げよう。ひそやかで小さな世界からそっと抜け出て、明るく日の当たる場所へと、軽いステップで進もう。もっと視野を広げるために。新しい景色と出会うために。軽くスキップをしながら、鼻歌を歌って、紅紫色の萩のトンネルの中を進もう。小さな丸い葉を揺らしながら、純粋な好奇心に瞳を輝かせて。
　「内なる男性性」を解放しよう。外へ向かい光り輝くエネルギーを敬い、尊重し、引き立てる時。自ら、前へ前へと押し出す時。そのとき、私の「内なる女性性」は、真実の喜びで満ち溢れる。内側からそっと控えめに光る姿の美しさ、その尊さに、甘く胸を震わせながら。
　内側も外側も、思い切り輝かせて。それは男女のバランス。そして「体をもつ私」と「魂」のバランス。目に見える私も、目に見えない私も、等しく愛で包もう。
　「女性の輝き」は「男性の輝き」。外側に見えるものはすべて、「内なる光の完璧な表現」なのだから。

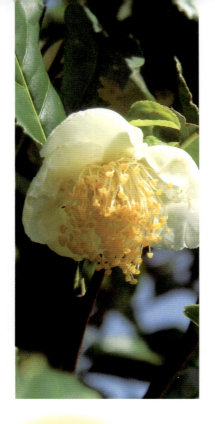

チャノキ
Camellia sinensis

キーワード

静寂　休息　認識の光

分　類：	ツバキ科ツバキ属
学　名：	*Camellia sinensis*
和　名：	チャノキ（茶の木）
英　名：	Tea plant
花　期：	9月～11月

調和した状態
　静寂と休息。自分のまわりに起きる出来事を冷静に認識できる。直観力の向上。高次の世界からの導きを受けとれる。

不調和な状態
　ストレスの多い忙しい毎日。不安や混乱、動揺に襲われて精神的に不安定。問題の解決策を見出せない。

【植物の特徴】
　ツバキ科ツバキ属の常緑樹。高さ1～5mほど。中国南部に自生し、日本では緑茶用に栽培されている。宮城県が北限とされる。葉は長さ5～9cm、薄い革質で表面には光沢がある。縁には細かい鋸歯がある。花期は9～11月、直径2～3cmの白い花が下向きに咲く。雄しべは多数、雌しべは1本。葉は嗜好品として飲用されているが、中国では本来、不老長寿のための霊薬であり、日本に茶を広めた栄西も『喫茶養生記』の中で「茶は養生の仙薬なり。延齢の妙術なり」として紹介している。葉にはカテキン類、カフェイン、テアニンなどの成分が含まれ、利尿、強心、抗酸化作用などがある。

チャノキ *Camellia sinensis*

＊エッセンスの解説＊

　茶は世界三大嗜好飲料に挙げられ、紅茶、緑茶、ウーロン茶などが世界中で飲まれています。

　茶の利用は古く、8世紀に唐の陸羽（733-804）が書いた『茶経』には、喫茶は神農にはじまると書かれています。神農は医薬と農業を司る神とされる中国の伝説の皇帝です。その神農の名を冠した『神農本草経』には、神農が薬草を探すために植物を食べて毒にあたったときに、茶で解毒したという話が出てきます。

　これらの伝承から、茶は嗜好品として飲用される以前に薬用だったと考える人も多いです。陸羽は茶が心身の鎮静に効果があり、熱で喉が渇くときや、気分が沈むとき、頭痛や手足の痛みに飲むことを勧めています。

　近年、茶の機能性成分の研究が進んでおり、特にカテキン類が注目されています。

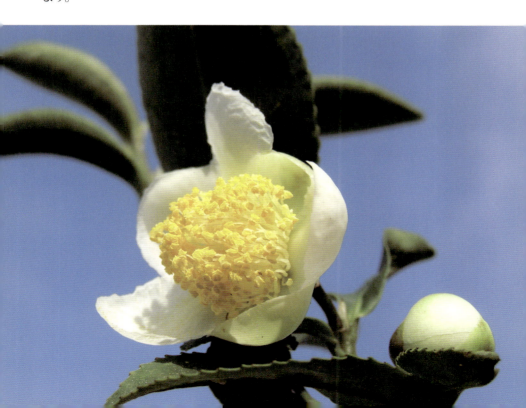

12の花ごよみシリーズ

　カテキン類は緑茶中の20％近くを占める成分です。茶の渋味に関係し、抗酸化作用、抗がん作用、血中コレステロール上昇抑制作用、血圧上昇抑制作用、抗ウイルス作用、抗アレルギー作用、抗う蝕作用などがあります。

　その他、緑茶にはカフェインやテアニン、ビタミンC、ミネラルなどが含まれています。カフェインは中枢神経興奮作用があり、眠気防止に用いることは有名ですが、利尿作用や強心作用、代謝促進作用などもあります。茶の旨味成分であるテアニンには鎮静作用があり、カフェインがもつ中枢神経興奮作用と拮抗的にはたらくことが知られています。

　これらの物理的な作用はエッセンスとも関係します。

　チャノキのエッセンスは、静寂をもたらします。それは眠気を催させたり、意識を不活発にさせたりするものではありません。むしろ、静けさの中で意識は目覚め、研ぎ澄まされて、より明敏になります。

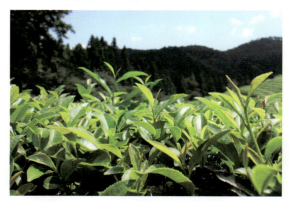

　気持ちが高ぶり精神的に不安定なときや、周囲の喧騒や混乱に巻き込まれてしまうとき、不安におびえて動揺するときなどに、チャノキのエッセンスは心を鎮め、まわりに起きている出来事を認識する冷静さをもたらしてくれます。

　チャノキの花は同じツバキ属植物のヤブツバキやサザンカ *C. sasanqua* などとよく似た形をしています。ただし、花の大きさは小さく、色は白です。花はどれも下の方を向いて開花します。その形は、まるで夜道を照らす昔の街灯のようにも見えます。

　チャノキのエッセンスは、高次の世界から私たちを照らす光です。それは頭頂の上方から降り注ぎます。この光は、先に述べたように不安や動揺、混乱を生み出すものの正体を明らかにするだけでなく、私たちがこれから歩むべき人生の道

チャノキ *Camellia sinensis*

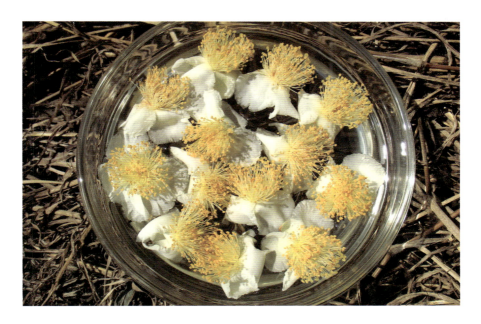

を照らし、その方向や目的をも明らかにします。人生で迷いが生じたときや、困難に直面して進退に窮するような場面で、チャノキのエッセンスは、解決策をもたらしてくれます。

　チャノキのエッセンスの光は第七チャクラを活性化し、高次の世界のアイデアや情報、知恵を、インスピレーションを通じて受け取ることを可能にします。クリエイティブな仕事に携わるアーティストや、デザイナー、作家などには、役に立つエッセンスかもしれません。あるいは日常生活の中で問題を抱えて、行き詰まりを感じている人にも、チャノキのエッセンスは力になってくれるでしょう。

　現代の人間は、慌ただしい毎日を過ごしています。人生を休みなく生きている人には、時に立ち止まり、休息をとることも必要です。私たちがふだん、一服のお茶を飲むことで求めているものも、そういう気分転換や休息ではないでしょうか。
　チャノキのエッセンスは、魂の清涼剤です。多忙な人生を送る人に、休息の時

12の花ごよみシリーズ

間をもたらしてくれます。チャノキのエッセンスを使うことで、静寂の中、さまざまなストレスから解放されて、気分はさわやかになり、それまで以上に気力や活力が湧いてくるようになるでしょう。

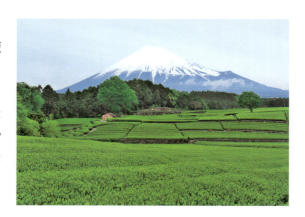

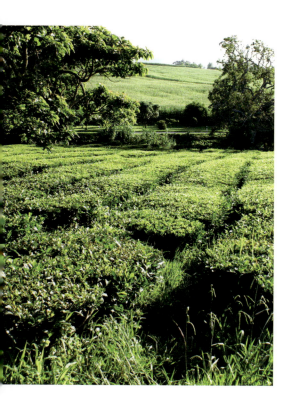

チャノキに寄せて

　暗闇の中、自分をやさしく保護するための「光のマント」。
　光の弱まる冷たい季節に、チャノキの花は咲く。中心に宿るアイデンティティを守るかのように、白い花弁のマントが覆い被さり、静かにうつむきながら咲いている。暗い茂みの中で、ひっそりと。
　その白色は、自らの高い光。そして天の恵みの光。
　全身をやさしく包み込む花弁は、まるで繭のよう。あたたかな白い繭に包まれて、私はゆっくりと変容する。
　もう痛みを恐れないで。それは私の中に重く留まらない。滑らかな緑の葉の上に乗った雫は「過去の涙」。やがてつるりと滑り落ち、そして消えてゆく。
　もう傷つくことを恐れないで。人生は滑らかに変容する。私は今この瞬間、光の中で安全に生きている。
　明るく清浄な光のマントに包まれながら、私は私の道を、再び歩き出す。

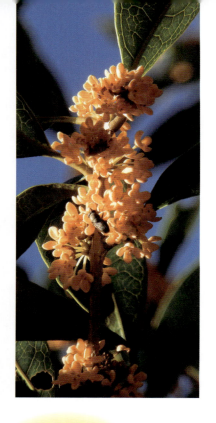

キンモクセイ

Osmanthus fragrans var. aurantiacus

キーワード

光　あたたかさ
未来への希望

分　類	モクセイ科モクセイ属
学　名	*Osmanthus fragrans* var. *aurantiacus*
和　名	キンモクセイ（金木犀）
英　名	Sweet Olive
花　期	9〜10月

調和した状態

気分の軽さ、清々しさ。わくわくする。気持ちが上向く。明るく楽天的な見方。未来への希望や期待。太陽の下にいるような幸福感。

不調和な状態

気分の重さ、落ち込み。嫌なことが起こりそうな予感。虚しさ。悔しさ。

【植物の特徴】

モクセイ科モクセイ属の常緑小高木。高さ5〜6mで、大きなものは10mを超える。中国原産で江戸時代に日本へ入って来たといわれるが、日本でウスギモクセイから選抜されたとする説もある。分類もギンモクセイ *O. fragrans* の変種ではなく栽培品種とする説がある。主に関東以西で観賞用の庭木として植えられている。秋に橙色の花を多数咲かせる。中国では花を酒に漬けたり、茶に混ぜたりして飲用する。花には強い芳香がある。日本では以前、よくトイレにキンモクセイ様の香りが用いられた。

キンモクセイ *Osmanthus fragrans* var. *aurantiacus*

＊エッセンスの解説＊

　キンモクセイの起源や分類については諸説ありますが、ギンモクセイの変種とする説が一般的で、学名は *Osmanthus fragrans* var. *aurantiacus* です。属名の *Osmanthus* はギリシア語で「香りのある」の意であるosmaと「花」の意であるanthus の合成語です。種小名の *fragrans* はラテン語で「香りのある」、変種名の *aurantiacus* は「橙色の」という意味です。いずれも花の特徴をあらわしている言葉です。

　花言葉は「謙虚」「謙遜」「陶酔」「初恋」。キンモクセイの花は一つひとつがとても小さくて直径4〜5mmしかありません。その控えめな花のイメージから、「謙虚」や「謙遜」という花言葉が生まれたといわれています。

　花の香りはとても強く、その甘い香りから「陶酔」や「初恋」という花言葉がつけられています。

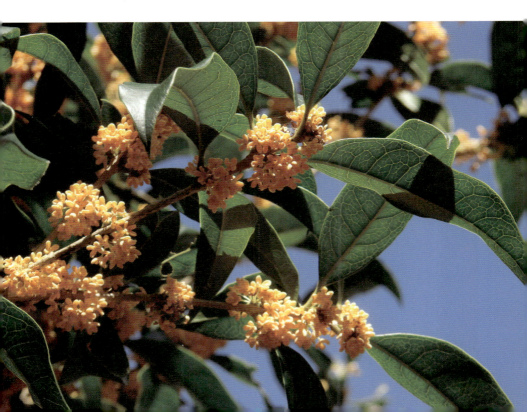

12の花ごよみシリーズ

　キンモクセイの花は、秋の彼岸が過ぎて陽も短くなりはじめる頃に開花します。橙色の花で花冠は4裂します。

　橙色は陽気な気分にさせてくれる色です。キンモクセイのエッセンスにも、この橙色がもつ性質が反映されています。キンモクセイのエッセンスは、気分を明るく軽やかにしてくれます。落ち込んでいるときに使うことで、私たちを元気づけ、楽天的なものの見方や考え方ができるように助けてくれます。

　キンモクセイが花咲く初秋は、これから寒くて暗い冬へと向かう時期にあたります。それと同じように、陰鬱な気分へと気持ちが傾いているときや、「これから嫌な出来事が起きるのではないか」といった悪い予感が頭の中をよぎるようなとき、暗い心に光を投げかける太陽のようなはたらきをしてくれるのが、キンモクセイのエッセンスです。

　キンモクセイのエッセンスをとることで、陽だまりの中にいるような幸福感をおぼえる人もいます。実際にこのエッセンスをとると、体がぽかぽかとあたたまるという人はとても多いです。キンモクセイのエッセンスは、私たちの心に太陽のような光を投げかけるだけでなく、あたたかさをも伝えてくれるのです。キンモクセイ

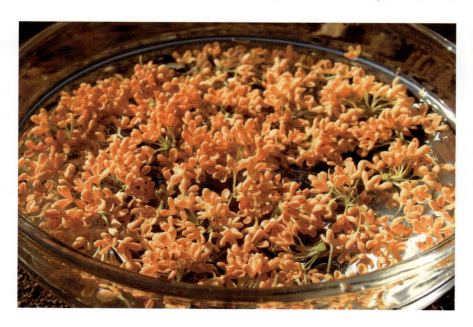

キンモクセイ *Osmanthus fragrans var. aurantiacus*

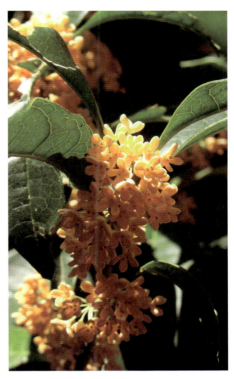

のエッセンスをとると、父親に守られているような安心感をもたらしてくれるという報告もあります。

　キンモクセイの花の色である橙色を好む人は「うらやましいほどの元気があり、どんな人にも寄り添っていく」人懐っこさがあり、「社交的で放っておかれることを好まない」といいます。
　キンモクセイのエッセンスは、社交的な資質を育み、人との関わりの中に喜びをもたらします。キンモクセイがもたらす陽気さは、その人自身の心を幸せにするだけでなく、まわりの人々の心をも明るく幸せにしてあげることを可能にします。
　キンモクセイのエッセンスを用いることで、仲間たちとの再会や、互いのきずなを深めていくことができるでしょう。人間関係における消極性が払拭され、人の輪の中に自分から入っていけるようになり、共に楽しい時間を過ごせるようになります。その過程で、自分にとって本当に大切な仲間を発見できるかもしれません。

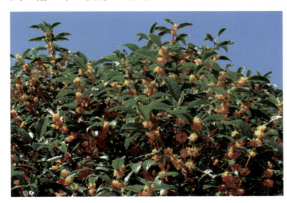

　ギンモクセイの仲間は中国で「桂花」と呼ばれ、中医学では腹痛や下痢など消化器系の問題や気の巡りに

よいとされています。キンモクセイのエッセンスも身体面では消化器系と親和性があります。ふだんから胃腸の弱い人は、しばらくキンモクセイを試してみるといいかもしれません。

　キンモクセイのエッセンスを使用していると、胃腸が発するサインに気づくことがあります。自分の体が欲する食材は何か。胃腸に負担をかけない料理はどれか。いま食事をすべきときなのかどうか。キンモクセイのエッセンスは、体のメッセージに耳を傾けながら、食生活や生活習慣の見直しをサポートします。

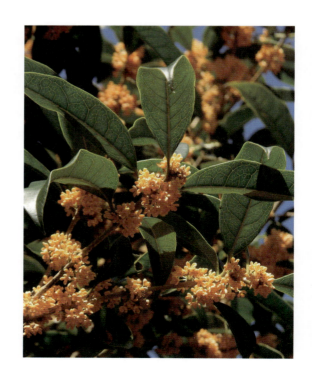

キンモクセイに寄せて

　あたたかくやさしい、木霊のような呼び声に耳を澄ませて。金木犀の枝から鳴る、鈴の音を聴いて。
　甘く痺れるような、花の香りに全身を包まれて、私たちは再び「ここ」で出会うだろう。懐かしい魂の仲間たちと。
　喜びの中で互いの体を抱きしめ合い、そのぬくもりを確かめ合おう。金木犀の木の下で、私たちは再び結び合う。太陽のぬくもりの残る大地に裸足で立ち、そのやわらかな熱にすっぽりと包まれて、もう一度手を繋ぎ合う。そのやさしいぬくもりと甘やかな気配に、幸福で胸を躍らせながら。そして誓う。もう二度と離れはしないと。
　私は仲間たちから伝わる体温を確かめながら、ただひたすらに、自分が「魂そのもの」であったことを知る。
　黄金の光に体を染めながら。金木犀の香りに甘く酔いながら。限りない幸福の中で。

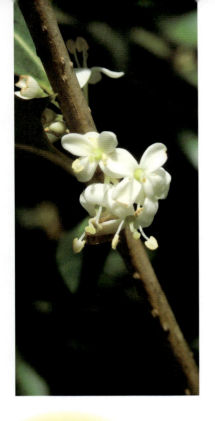

ヒイラギ
Osmanthus heterophyllus

キーワード

エネルギーのバランス
人生の再構築　自己確立

分　類：モクセイ科モクセイ属
学　名：*Osmanthus heterophyllus*
和　名：ヒイラギ（柊）
英　名：Holly olive, Holly osmanthus
花　期：11月〜12月

調和した状態
冷静に自分を見つめられる。他人の目を気にしない。人生計画や生活習慣を見直して自分の道を歩み続ける。

不調和な状態
エネルギーの過剰（イライラ、やりすぎる傾向）もしくは不足（遠慮、あきらめる傾向）。他人の感情に巻き込まれる。

【植物の特徴】
モクセイ科モクセイ属の常緑小高木。高さ4〜8m。雌雄別株。本州（福島県以西）、四国、九州、沖縄、台湾に自生する。低地の森林に生育する。葉は長さ3〜5cm、革質で硬く光沢があり、鋸歯縁で先が鋭い棘状になっている。老木になると葉の棘はなくなり全縁となる。花期は11〜12月、葉腋に密生して白い花をつける。花冠は4裂。近縁種のキンモクセイに似た香りがする。果実は暗紫色で、翌年の6〜7月に熟す。ヒイラギの小枝は焼いたイワシの頭とともに節分のときに魔除けとして使われた。ヒイラギの葉の棘が鬼の目を刺すので鬼が侵入できないという。なお、ヒイラギと同じく葉に鋭い棘をもつセイヨウヒイラギ *Ilex aquifolium* はモチノキ科で、ヒイラギとの類縁関係はない。

ヒイラギ *Osmanthus heterophyllus*

＊エッセンスの解説＊

　モクセイ属の植物は世界に30数種あり、その多くが中国を中心とする東アジアに分布しています。日本の自生種は6〜7種ありますが、その中で最もよく見かけるのはヒイラギでしょう。

　ヒイラギは山地の林内に生育しています。林内にすむシカなどの草食動物たちにとって、常緑のヒイラギは格好のエサとなります。シカが増加している山林では、高さ2mほどのところまで下枝や下草がほとんどない場所があります。これはディアライン（鹿摂食線）と呼ばれるシカの食害を示すものです。シカの口が届く高さまで、シカが食べられるものを食べ尽くしてしまった痕跡です。

　同じ林に生育するヒイラギとしては、このシカの食害という脅威に対して、何らかの対策を講じなければなりません。特に、まだ丈の低い幼木のうちは、葉を食べ尽くされてしまうことで、生命にかかわる危険性があります。

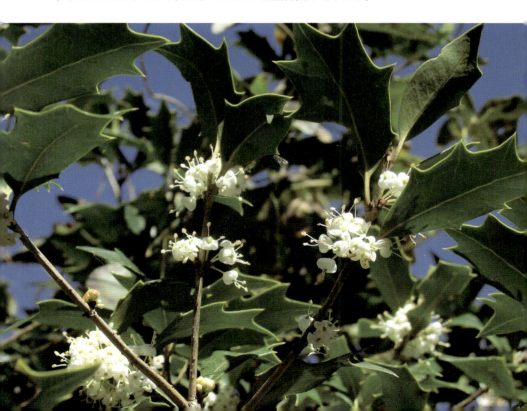

12の花ごよみシリーズ

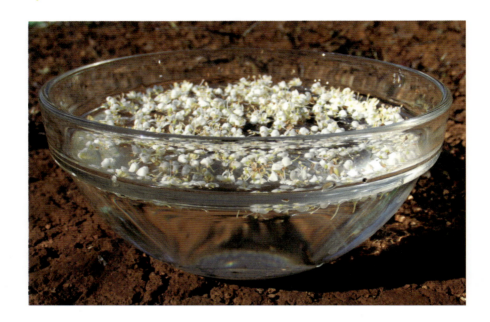

　そこで、ヒイラギは自分の身を守るために、葉の縁に鋭い棘を多数つけました。自分には決して近づくな、近づけばこの棘が刺さって痛い思いをするぞ、ということです。ヒイラギにとって葉の棘は実際に「魔除け」のようなものであり、自分を食べ尽くす「鬼」を追い払うはたらきがあるわけです。ヒイラギが節分で魔除けに使われるのもわかります。

　ヒイラギのエッセンスは、心の「とげとげしさ」に対して用います。焦り、苛立ち、熱中しすぎ、抑えられない衝動にかられるとき、加減ができずにやりすぎてしまうとき、暴飲暴食、夜更かし、張り切りすぎるときなどです。エネルギーのバランスが乱れ、過剰になりすぎている場合に、ヒイラギのエッセンスは、冷静な視点で自分を見つめ、感情やエネルギーの渦に巻き込まれることがないようにサポートしてくれます。

　それとは反対に、エネルギーが不足していたり、抑制されていたりする場合にも、ヒイラギのエッセンスが使用できます。たとえば、他人に遠慮しがちな人、自分の意志を主張できない人、やりたいことを実行できない人などに対して、ヒイラギのエッセンスはエネルギーを高めるはたらきをします。

ヒイラギ *Osmanthus heterophyllus*

　ヒイラギのエッセンスに、焦りや苛立ちと関係する性質があるように、ヒイラギの木にも同じような要素が見られます。
　ヒイラギは日当たりのよくない林内に生育する陰樹です。そのため成長は早くありません。しかし、シカはヒイラギが成長するのを待っていてはくれません。たとえ幼木であろうと、食べられるものは食べてしまいます。自らの成長の遅さと、シカに襲われる恐怖に悩みながら、幼いヒイラギは一日も早くディアライン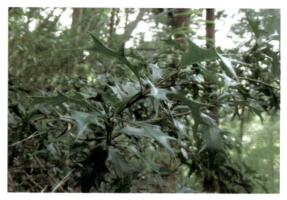を越えるまで大きくなろうと焦っていることでしょう。
　同じような悩みを抱えながら生き急いでいる人に、ヒイラギのエッセンスは冷静さをもたらしてくれます。地に足をつけて、着実に物事を実現できるように助けてくれます。

　成長を続けるヒイラギは、やがてディアラインに到達します。食害による生命の危機を乗り越えたとき、ヒイラギは一つの転換点を迎えます。高いところにつく枝には、棘のない全縁の葉をつけるようになっていくのです。

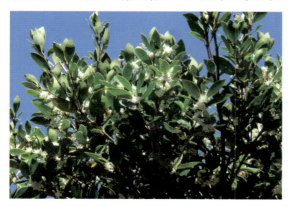

これは、それまでの古い在り方を見直して、新しい生き方を構築していくことを意味しています。
　ヒイラギのエッセンスは、人生の転機を迎えて、人生設計の見直しを求められている人に役立ちます。これまでの人生であきらめ

ていたことがあるならば、その夢への挑戦を後押しします。自分のやりたいこと、やるべきことをまとめ、優先順位を明確にできるようになります。自分の歩むべき道を見つけ、その道を歩き続ける勇気と意志をもたらしてくれます。

もう自分を守るために、無駄なエネルギーを使って棘をつくる必要はありません。その棘で誰かを傷つけることもありません。自分の思うままに、自分らしく、生きていけばいいのです。ただひたすら、自分の道を歩めばいいのです。

陽の当たらない場所から、陽の当たる場所へ。ヒイラギのエッセンスは、新たな活躍のステージへと、私たちを導いてくれるでしょう。

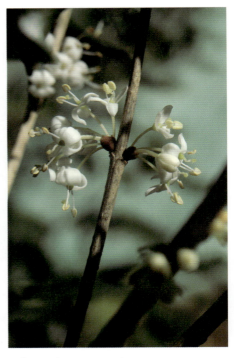

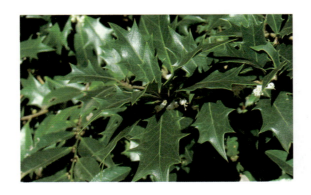

ヒイラギに寄せて

　退屈さを蹴飛ばして、好きなように生きよう！　自己イメージを吹っとばし、透明な、新たな自分になろう！　はじける夢。希望。背中を駆けあがり、吹き出るエネルギー。飛び出してくる星のかけら。

　まわりの人がどう思おうと構わない。ここが旗印になるから。自由に生きる人が増えてゆく時の先駆けとなるから。

　もう迷いはしない。見せかけのきらびやかさや華やかさには惑わされない。にせものの楽しさや快楽には身をまかせない。ヒイラギの緑の葉は、自分だけの道を行く勇気を与える。おのおのが自らの道を、仲間と交流しながらも一人で歩いてゆくために。しっかりと地に足をつけ、そして開こう。愛する人と繋がりながら、孤独を楽しもう。それは特別であり、特別ではない暮らし。

　一人ひとりのユニークな道。これが私の道。これが私の生き方。

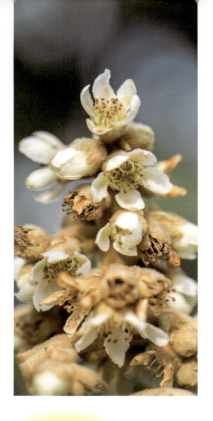

ビワ
Eriobotrya japonica

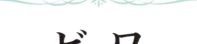
キーワード

信頼感　慈愛　安心

分　類：バラ科ビワ属
学　名：*Eriobotrya japonica*
和　名：ビワ（枇杷）
英　名：Loquat
花　期：11月〜1月

調和した状態
　安心してこの世界にいられる。他者を深く信頼し、気楽に人や物事にのぞめる。他者への慈愛が溢れ出す。

不調和な状態
　不安感。他人に対する不信感。自己卑下。自分に自信がなく、何をするにもためらう。無関心。

【植物の特徴】
　バラ科ビワ属の常緑高木。高さ10mになる。西日本に野生化したものがあるが、中国原産で古代に渡来したと考えられ、日本でも古くから栽培されてきた。葉は長さ20cmで、厚くて堅い。花期は11〜1月で、長さ10〜20cmの円錐花序に数十個から100個ほどの花がつく。花は直径1cmほどの白い5弁花。萼や花弁の内側には茶色の毛が密生する。果実は6月頃に熟す。橙色で細かな産毛に覆われる。甘く生食される。葉はビワ茶やお灸に用いられてきた。

ビワ *Eriobotrya japonica*

＊エッセンスの解説＊

　ビワといえば、すぐに橙色の果実を連想するでしょう。甘くて美味しい果実ですが、種子が大きく食べにくいということもあってか、最近ではあまり食べられなくなってきたようです。
　ビワ属の植物は東アジアに20数種あるといわれていますが、日本にあるのはビワ1種です。ビワの属名の *Eriobotrya* は、ギリシア語で「羊毛」の erion と、「ブドウの房」の意である botrys の語からなります。名前の由来については、毛で覆われたつぼみが、ブドウの房のようについているからという説があります。

　ビワの花は、他の植物がほとんど花を咲かせない、11月から翌年の1月にかけて開花します。秋の終わりから寒い冬の時期にかけて、花が咲くのです。
　ビワの花序にはたくさんのつぼみがついていますが、花は一斉には咲きませ

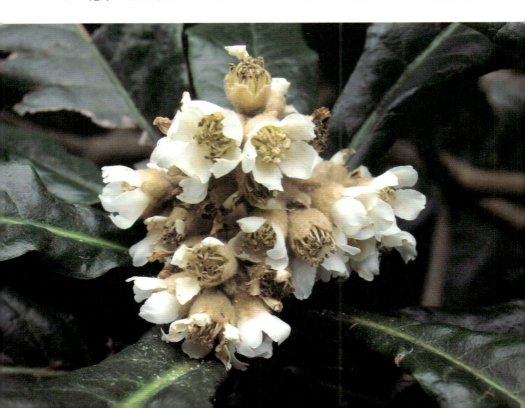

ん。急な寒さで花が全滅することを警戒しているのでしょうか。長い期間をかけて、時期をずらしながら、少しずつ花を咲かせていきます。

花を見ると萼は茶色の毛で覆われています。また、萼だけでなく花弁の内側にも茶色の毛が生えています。これもまた、寒さから花を守るためのものでしょうか。

花後、最も寒い時期に、果実は少しずつ膨らんで

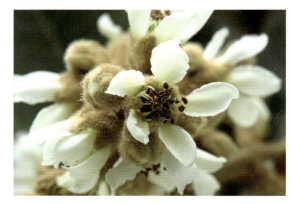

いきます。その間、果実は茶色の毛布にくるまれるようにして、寒さから大事に守られ、育まれていきます。

こうしてビワの生活史を見ていくと、冬の寒さに対する不安というものをいたるところに感じ取れます。この点は、ビワのエッセンスの性質と大きく関係しているでしょう。

ビワのエッセンスは、何かよくないことが起きるのではないかという不安感や、他人に対する不信感をもつ人に対して役立ちます。その背景には、自信のなさから生じる、失敗を恐れる気持ちがあるのではないでしょうか。

冬に花咲くビワの気持ちを察すると、「突然、厳しい寒さに見舞われたらどうしよう」「その寒さの中で、自分は無事にいられるだろうか」「寒さ対策が不十分で今年は果実が実らないのではないか」「取り返しのつかない失敗をしてしまうのではないか」などと考えているのではないかと思います。

ビワのエッセンスは、不安感や不信感を抱えて失敗を恐れる人に、安心感を与えてくれます。それは、ビワの花があたたかな萼に包まれているように、「どんなに外は寒くても、自分はあたたかく包まれている中で育まれているから安心」と思えるような感覚です。

幼い頃に十分な愛情を受けられなかった人は、このような安心感を経験する

ビワ *Eriobotrya japonica*

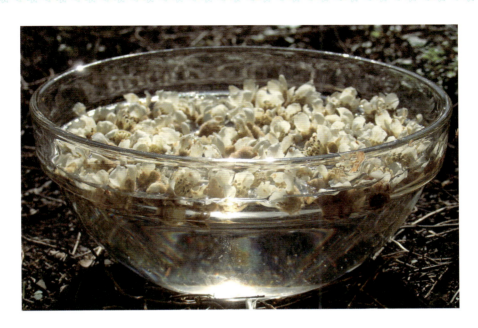

ことが少なかったかもしれません。そういう人にビワのエッセンスは必要です。安心感の不足や自信の欠如から、行動を起こすときにためらいがちだった人に対して、積極的に物事に挑めるようサポートしてくれます。

どうしてビワはそんな寒い時期に花を咲かせるのでしょうか。他の植物たちと同じように、あたたかい時期に花を咲かせてもいいはずです。しかし、あえてそうしないのは、おそらく6月に果実を実らせたいからではないかと思います。

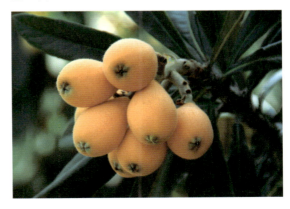

この時期、多くの果樹はまだ開花期か、花期を過ぎてこれから果実を成熟させようとしている頃です。私たち人間や動物たちにしてみれば、何も食べられる果実

がない時期にあたります。ビワはそのことを知っていて、人間たちに自らの果実を与えようとしているのではないでしょうか。困っている人たちを助けたいという無私なる奉仕の思いが、寒い冬に花を咲かせてまで、ビワに果実を生み出させているのだと思います。

　冬の間、ビワは大事に果実を育んでいきます。ビワの果実は、ビワの愛と豊かさの結晶です。ビワが人間に与えたいと願うものは、果実そのものよりも、じつはその奥にある目に見えないものなのかもしれません。

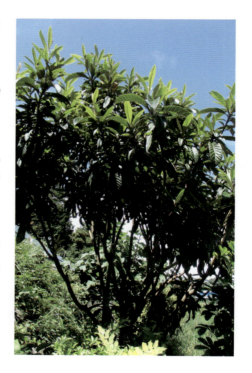

　ビワのエッセンスは、愛と豊かさとあたたかさを、私たちにもたらしてくれます。私たちの心が愛で満たされ、あたたかさに包まれたとき、私たちの心の中にそれまで押しとどめていた、慈しみの心が湧き上がります。

　誰かを愛することに臆病だった人や、自分が幸せになることにためらいを感じていた人が自分を許せるよう、私たちを励ましてくれます。

　あらゆる面における豊かさを獲得するためにも、ビワのエッセンスは役立つことでしょう。

ビワに寄せて

　ビワのエッセンスのもつ輝き。それは、ビワの果実のみずみずしさ。ふくよかで柔らかい実のもつ、ほんのりとした甘さ。その豊かな金色のエネルギーが、エッセンスを使う私たちの体を包み込む。
　それは富に溢れ、創造性をかき立て、情熱を呼び覚ます。
　私たちの内側のスペースはビワの光によって守られ、まるで剥きたての果実のようにつるんとしたまま「内面の純粋性」を保つ。
　外側のネガティブさに晒されても、柔らかくみずみずしく開き続ける。
　金色の毛並みの「神獣」の力強い守護を受けながら、デリケートでピュアな「果実」を外へと実らせることができる。
　その輝く実は、豊穣のシンボル。それは実際のお金のエネルギーを捉えていながらも、そこには留まらない。もっと大きな流れ、循環へと結実してゆく。
　ビワのエッセンスによって、私たちはしっかりと守られ、「そのときの状況に応じた適切な守り」が必要に応じて与えられると知る。
　私たちは、世界を信頼して進むのだ。黄金の実のなる木の生えた道を歩く、幸福な旅人として。

エッセンス一覧表

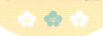

エッセンス名	分類	花の色	開花期 1	2	3	4	5	6	7	8	9	10	11	12
ヤブツバキ	ツバキ科	赤	■	■	■	■	■						■	■
ウメ	バラ科	白		■	■									
オオシマザクラ	バラ科	白			■	■								
ヤマブキ	バラ科	黄				■	■							
フジ	マメ科	青紫				■	■							
コアジサイ	アジサイ科	青						■	■					
ネムノキ	マメ科	紅紫						■	■					
ヤマハギ	マメ科	紅紫							■	■	■	■		
チャノキ	ツバキ科	白									■	■	■	
キンモクセイ	モクセイ科	橙									■	■		
ヒイラギ	モクセイ科	白											■	■
ビワ	バラ科	白	■	■									■	■

エッセンス名	分類	花の色	開花期 1	2	3	4	5	6	7	8	9	10	11	12
オニグルミ	クルミ科	赤／緑				■	■							
オニシバリ	ジンチョウゲ科	緑		■	■									
クズ	マメ科	紅紫							■	■				
サイカチ	マメ科	緑				■	■							
ノイバラ	バラ科	淡紅				■	■							
ヒガンバナ	ヒガンバナ科	赤									■	■		
ヒサカキ	モッコク科	淡黄			■	■								
フヨウ	アオイ科	桃							■	■	■	■		
ママコノシリヌグイ	タデ科	桃					■	■	■	■	■	■		

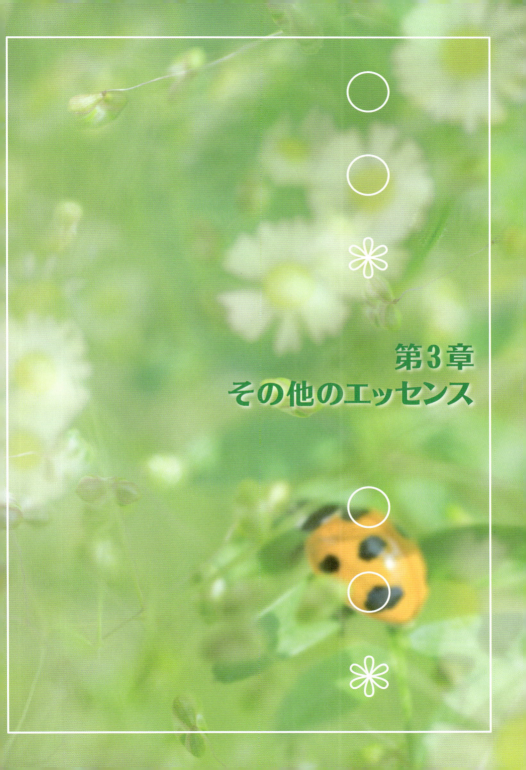

第3章
その他のエッセンス

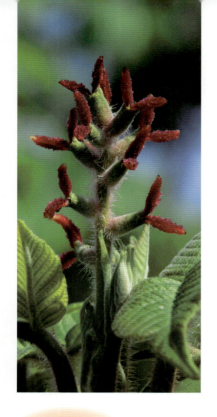

オニグルミ
Juglans mandshurica var. sachalinensis

キーワード

保護　内なるスペース　行動力

分　類：クルミ科クルミ属
学　名：*Juglans mandshurica* var. *sachalinensis*
和　名：オニグルミ（鬼胡桃）
英　名：Japanese walnut
花　期：4月～5月

調和した状態
　保護された感覚や安心感。境界線の強化。内なるスペースの確保。外部の影響に動じず、自分の理想や目標に邁進できる。

不調和な状態
　他人の意見や環境の変化に左右される。自分の意志や信念を貫けない。自分の理想や目標から逸れた生き方をする。

【植物の特徴】
　クルミ科クルミ属の落葉高木。樹高20mになる。北海道から九州に分布し、河原や窪地などの湿潤な地に生育する。樹皮は暗灰色で縦に裂け目が入る。枝は太くて細かく枝分かれしない。葉は長さ40～60cmの奇数羽状複葉。花期は4～5月。雌雄同株で風媒花。雄花序は長さ10～20cm、前年枝の葉腋から下がる。雄花は緑色で花被片は4枚。雌花序は新枝の先に伸び、10個ほどの花をつける。雌花の柱頭は赤色で大きく2裂する。果実は秋に熟し、固い核の中にある子葉の部分を食用にする。一般のクルミと同様、脂肪やたんぱく質に富む。葉や根、枝、偽果にはユグロンが含まれており、他の植物の成長を阻害する。

オニグルミ *Juglans mandshurica var. sachalinensis*

＊エッセンスの解説＊

　フラワーエッセンス療法の創始者であるエドワード・バッチ博士は、ペルシャグルミ *J. regia* からウォールナットというエッセンスを開発しました。ウォールナットは、まわりの人の意見や信念によって、自分の意志が揺らいでしまい、理想や目標から逸れてしまう人に用いられます。外部からの影響に対して自分の意志を保護するエッセンスです。

　バッチはペルシャグルミの雌花が咲く枝からウォールナットのエッセンスを作りました。雌花は結実していわゆるクルミになります。そのクルミに見られる特徴を、バッチはエッセンスの質に反映させたかったのでしょう。ペルシャグルミの果実は固い殻に覆われているだけでなく、樹上にあるときは花床に包まれ、二重に守られています。その中の仁は人間の脳のような形をしており、自分の考えを保護することを象徴しています。

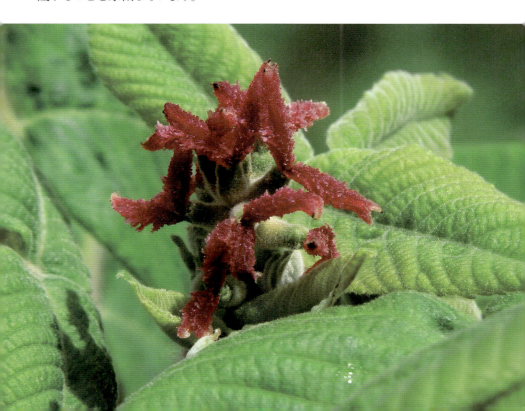

その他のエッセンス

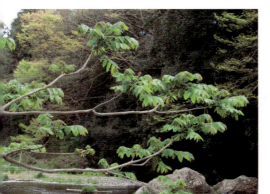

また、ペルシャグルミの葉や根、枝、果皮、樹皮などには、ユグロンという成分が含まれています。ユグロンには、ほかの植物の生育を阻害するはたらきがあります。外部から侵入してくる植物に対して、自分の生育場所を守る力を、ペルシャグルミはもっているのです。

このように、ペルシャグルミの植物的な特徴には、「保護」という性質が見られます。そして、これらの特徴は、そのままオニグルミにもあてはまります。オニグルミも人間の脳のような形の仁をもち、二重の覆いによって保護されています。特に、オニグルミの堅果の殻は、ペルシャグルミに比べてより厚くて頑丈です。また、ユグロンも含まれています。

オニグルミのエッセンスはウォールナット同様、保護のはたらきを強くもっています。自分と他者を隔てる境界線を明確にし、強化することに役立ちます。他人

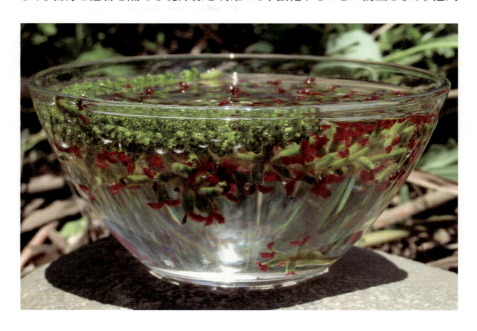

オニグルミ *Juglans mandshurica var. sachalinensis*

や環境からの影響に対して、自分の信念を貫き続けられるように、オニグルミのエッセンスは私たちを守ってくれます。

　オニグルミの英語名はジャパニーズ・ウォールナットですが、そのエッセンスもまさにジャパニーズ・ウォールナット、バッチのウォールナットの日本版という感じがします。

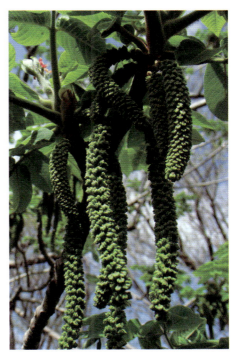

　保護というテーマについて考えると、つい外部との関係性ばかりを意識してしまいますが、かえって、外部の影響に左右されてしまう原因の一つになっているのではないでしょうか。そういう場合、むしろ自分の内部に目を向けることこそが大事なのかもしれません。

　オニグルミの堅果を割ると、仁の形に合わせた空洞ができています。そこには未来の生命の源である子葉を育むスペースがあります。

　固い殻で覆われたような、絶対に安全で守られた場所を、自分の中に確立すること。そこはいつでも帰ることができて、安心感を得られる場所であること。そ

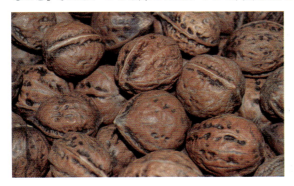

こでは誰にも邪魔されることなく、自分の未来の理想や目標を育み続けられること。このような内なるスペースを確保できるように、オニグルミのエッセンスは私たちを強力に保護してくれます。

その他のエッセンス

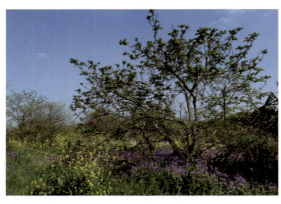

オニグルミのエッセンスがもたらす保護の感覚は、安心感につながります。それは勇気をもって自分の意志を貫き、行動を起こしていくことを可能にします。

オニグルミの仁はビタミンEをはじめとするさまざまな栄養を豊富に与えられ、殻の中で守られています。しかし、芽生えのときには、あの固い殻を割らなければならず、それには決然とした強い意志の力が必要です。オニグルミにはその力があります。

オニグルミの枝ぶりを見ると、太い枝が直線的に伸び、いかにも男性的な力強さを感じます。その姿は、自分の目標や理想を目指して真っすぐに突き進んで行くさまをあらわしているかのようです。

自分の力で理想に向かって突き進むという男性的な要素と、殻に包まれて保護される安心感という女性的な要素を融合した境地こそ、オニグルミのエッセンスが導く理想の姿なのかもしれません。

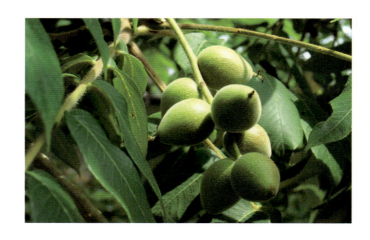

オニグルミに寄せて

　私たちは道を行く。オニグルミの木にしっかりと守られながら。

　険しい山を登り、時にやさしい木陰でまどろむ。自らの道をひとり孤独に歩みながら、他者と結び合う協力のステージを歩む。厳しい大自然に飛び込んで雄々しく学び、子宮にかえってうとうとまどろんでいるような、底抜けの安心感に包まれる。

　オニグルミのもつ「男女の力」が共にはたらき、私たちを「人生の冒険」へと力強く押しあげてゆく。

　エッセンスを使う時、マインドは清められ、頭はスッキリと静まる。そしてハートは大きく開いてゆく。

　オニグルミの木の前で、ふたつの力が結び合う。迎え入れよう、パワフルな「男女の力」を。それは人生を切り開くミラクルなパワー。

　冒険がはじまる。それは大海原へと繰り出す大冒険。恐れなくハートを開き、すべてを信頼しよう。

　大きな愛により守られた私は、船を漕ぎ出す。舵取りは私。船の舳先には、一つのオニグルミの実。

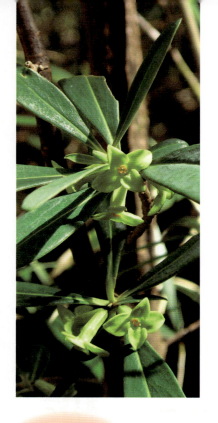

オニシバリ

Daphne pseudomezereum

キーワード

執着　固定観念　潔さ

分　類：ジンチョウゲ科ジンチョウゲ属
学　名：*Daphne pseudomezereum*
和　名：オニシバリ（鬼縛り）
英　名：―
花　期：2月〜3月

調和した状態

　執着や思い込み、信念などからの解放。全体を俯瞰する中で自分らしい在り方や生き方を見出す。シンプルで潔い考え。

不調和な状態

　執着心。固定観念に縛られる。その奥に怒りや深いトラウマを抱えている。

【植物の特徴】

　ジンチョウゲ科ジンチョウゲ属の冬緑性の低木。高さ1〜1.5m。日本では本州（福島県以西）、四国、九州に分布し、低地の落葉広葉樹林内に生育する。両性株と雌株がある。葉は長楕円形で長さ5〜13cm。花期は2〜3月。花は長さ5〜9mm、黄緑色をしている。花冠に見えるのは萼筒(がくとう)で先が4裂する。5〜7月に直径8mmほどの液果がなり、赤く熟す。果実は有毒で口内炎や胃炎、麻痺などを引き起こすという。7〜8月に落葉する。そのためナツボウズ（夏坊主）の別名がある。オニシバリの和名は鬼を縛れるほど繊維が強靭であることに由来する。その強靭な繊維は和紙の原料に用いられた。

オニシバリ *Daphne pseudomezereum*

＊エッセンスの解説＊

「オニシバリ」とは、何ともいかめしい名前がつけられていますが、ジンチョウゲ *D. odora* と同属の植物です。

ジンチョウゲ属植物には、花や果実、種子、樹皮に毒成分を含むものが多くあります。オニシバリの樹皮にもメゼレインという成分が含まれています。メゼレインは特にセイヨウオニシバリ *D. mezereum* の種子に多く含まれる毒成分で、過去には魚毒として用いられていました。オニシバリと近縁で、北海道や本州北部に自生するナニワズ *D. jezoensis* も、その毒成分がアイヌの人たちによって狩猟に用いられました。ナニワズを煎じた液を銛に塗れば、どんなに大きなトドも一刺しで死んでしまうといいます。オニシバリの毒成分が伝統的に狩猟で使われていたということは、この植物の特徴を物語っているものかもしれません。

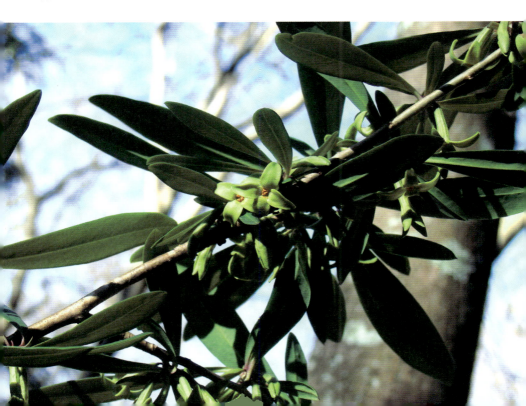

その他のエッセンス

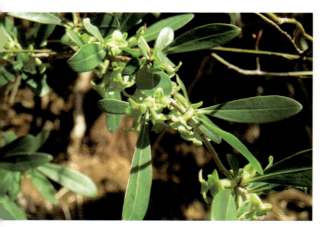

　オニシバリのエッセンスは自分を縛るものと関係しています。私たちの心はさまざまなものによって束縛されています。私たちの心を縛るものとは自分自身に他なりません。私たちは自らの思い込みや価値観、信念、執着などによって自分を束縛しています。世間の常識に従うことも、自らを束縛することの一つでしょう。その結果、思いと行いの自由を失っているのです。これらの束縛は、たいてい無意識的なものです。私たちは何によって縛られているのか、理解していないことも多々あります。

　このような場合に、オニシバリのエッセンスは、無意識にある固定観念を意識に浮上させ、手放せるようにサポートしてくれます。

　人によっては、その過程でさまざまな葛藤や苦悩、苦痛を体験する場合があるかもしれません。自分の思い込みに気づくとき、その思い込みが生じる原因となったつらい出来事を思い出す人もいるでしょう。過去のトラウマがよみがえる人や、抑圧していた感情が噴出する人もいるかもしれません。何も思い出せないかわりに、体に何らかの症状や変化が出る場合もあります。それこそ、「鬼縛り」という名前の通り、何かに縛りつけられているような感覚や、体の痛みを感じる人もいます。

　このような感情や感覚を経験することは、それが一時的なものであってもつらいことでしょう。しかし、私たちはその経験のおかげで自分を縛りつけていたものに気づけるのです。なぜ自分はある考えに縛りつけられていたのか、自分で自分を縛っていたのか、その理由や意味を理解できれば、心は楽になっていくでしょう。そして、自分を縛るものを手放すことによって、私たちは自分なりの生き方や、自分らしい在り方を発見できるようになります。

オニシバリ *Daphne pseudomezereum*

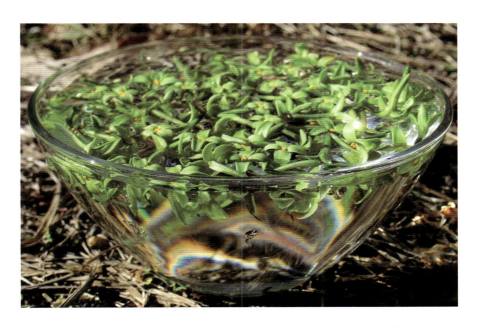

　ジンチョウゲ属植物は、落葉樹林内での生育に適したものとして進化してきました。いずれも丈が低く、森林の低木層を構成する植物です。その上方には亜高木層や高木層の木々が生い茂っています。春から秋にかけて、落葉樹林の低木層にはほとんど直射日光が射しません。ジンチョウゲ属植物はまわりの樹木の下に、抑圧された環境で生育しているのです。そこで、ジンチョウゲ属植物は常緑の葉をつけることで、林内が明るくなる冬の間に光合成を行い、栄養を獲得する性質を身につけました。これは理にかなった考え方であるといえるでしょう。

　一方、夏の暗い低木層で葉をつけ続けることについては、どうでしょうか。ふつうの植物は春に新しい葉を作り、最も盛んに光合成を行うことができる夏の間は葉をつけ続けています。それは落葉性の植物はもちろん、常緑性の植物も多くは同じです。しかし、他の植

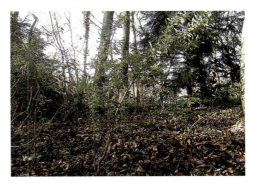

その他のエッセンス

物と同じようにする必要が果たしてあるのか。この植物たちの常識に対して疑問をもったのがオニシバリでした。陽の当たらない夏に葉をつけているのは効率が悪いと考えたオニシバリは、夏に落葉するようになりました。「夏坊主」というオニシバリの一名は、夏に葉をつけていない姿に由来するものです。

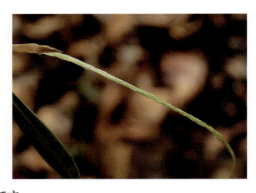

　夏の間に光合成ができないなら、潔く葉を手放してしまう。そして、ほかの木々とは違った、自分なりの生き方をすればいい。こうして、オニシバリは自分らしい在り方を見いだしたのです。
　このような新しい生き方を求める姿勢や、常識や固定観念にとらわれない潔さを私たちにもたらしてくれるのが、オニシバリのエッセンスです。それまで我慢してきたことや、執着してきたこと、無理をしてきたことをすべて手放し、よりシンプルに、自分らしく生きられるように導いてくれるでしょう。

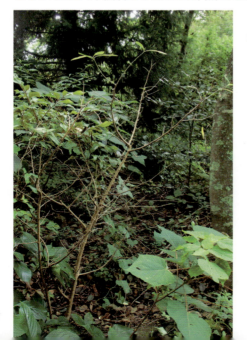

オニシバリに寄せて

　「自分を縛りつけてきたもの」からの解放。それは強い思い込み、世間の常識、固定観念。ぜんぶぜんぶ、惜しげなく捨てる。体をきつく拘束しているものをすべて脱ぎ捨てて、素肌に透明な風を当てよう。オニシバリの果実の、燃えるような赤い色が、いらない荷物を焼き尽くす。身軽になろう。前進しよう。
　手放そうよ。過去の思い出も、もう遠い人たちの関わりも。
　私は私に還る。「遠慮しないで。主張して。自由に振る舞って。自分らしく、伸びやかに生きて」それが私を開放するよ。そして相手を自由にするよ。
　もうしがみつかない。もう囚われない。
　オニシバリの花の緑の光が、私たちを高く引き上げる。光の中、結び合うものがしっかりと浮き彫りになる。自分にとって大切なものをはっきりと知る。
　私たちは強く繋がりながら、何も縛られない世界を生きる。解き放たれた自由な私は、緑の階段をあがり、ゆるやかに「ひとつ」へと進みゆくのだ。

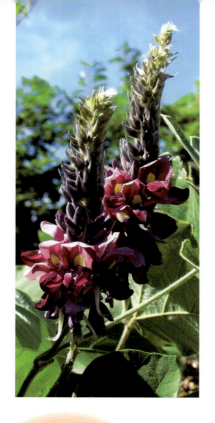

クズ
Pueraria montana var. lobata

キーワード

バイタリティー　不屈　解放

分　類：マメ科クズ属
学　名：*Pueraria montana var. lobata*
和　名：クズ（葛）
英　名：Kudzu
花　期：8月～9月

調和した状態

　バイタリティー。生きる情熱、たくましさ。精神やオーラなど各層の保護と修復。葛藤の解消。トラウマからの回復。

不調和な状態

　消耗した状態。心身に大きなダメージを負っている。感情的、精神的にもつれて混乱している。本質や方向を見失う。

【植物の特徴】

　マメ科クズ属のつる性の多年草。東アジアから東南アジアに分布。日本でも北海道から九州まで各地に見られる。日当たりのよい空き地や道端に群生する。つるを伸ばして草木にからみつき、大きな葉で一面を覆う。葉は3小葉で各小葉は長さ15cm。花期は8～9月。花序に多数の花がつき、甘い香りを放つ紅紫色の蝶形花を咲かせる。根は長さ1m、直径20cm。乾燥させた根は生薬の葛根。発汗作用があり風邪に用いる。根のデンプンは葛粉として食用にする。

クズ *Pueraria montana var. lobata*

＊エッセンスの解説＊

　クズは日本の文化に大きな影響を与えてきた植物です。上代の人たちは、秋の七草の一つとして、秋の野に咲く花を観賞しながら歌を詠んでいました。

　クズはとても有用な植物です。つるの繊維を取り出して績んだ葛布は、古墳時代から現代に至るまで衣服や民芸品などに用いられています。

　クズのつるは飢饉のときなどの救荒食にもなりました。食用としてはつるよりも塊根の方がよく用いられています。塊根に含まれるデンプンを抽出した葛粉は葛餅などの材料として有名です。ちなみにクズという和名は、吉野の国栖（くず）が葛粉の産地であったことに由来します。

　乾燥させたクズの塊根は葛根という有名な生薬になります。発汗、解熱、鎮痛作用があり、葛根湯を始めとするさまざまな漢方処方に用いられています。

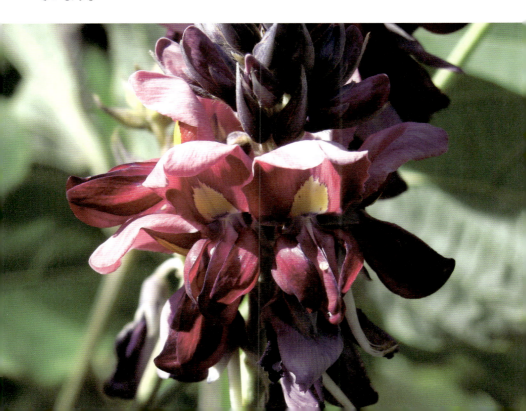

その他のエッセンス

これほど優れた植物であるにもかかわらず、クズは近年「世界の侵略的外来種ワースト100」に指定され、害草扱いをされています。特にアメリカでは果樹園に繁茂し、樹木の成長を妨げて経済的な損害を与えたり、空き地などで在来種を駆逐して生態系に影響を及ぼしたりしています。クズの繁殖による被害が発生している土地は、アメリカだけで28,000平方キロ以上の面積になるといわれています。

こうした現象からわかることは、クズの圧倒的なバイタリティーです。クズは種子から発芽するだけでなく、塊根からも芽を出して繁殖します。そのため、いくら地上部を刈っても次々と再生していきます。また、茎から不定根を出して地面に根づき、さらに増えていくこともできます。

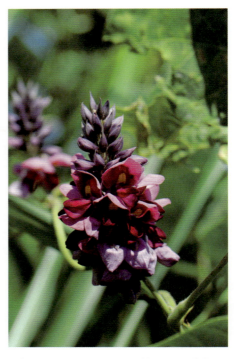

クズのエッセンスの性質にも、このようなクズのバイタリティーが関係しています。精神的もしくは肉体的に消耗しているときに、クズのエッセンスは力強さをもたらしてくれます。

事故や怪我、ショック、あるいは他人の想念やエネルギーレベルのネガティブな影響など、肉体、精神、エネルギーの各面にダメージを負っているときに、クズのエッセンスはダメージを修復、保護するはたらきがあります。

クズがアメリカに導入されたのは20世紀のはじめです。当初は土壌の流出を防ぐために用いられていたといいます。クズは崩壊地などに侵入すると、匍匐してむき出しになった大地を緑で覆ってくれます。クズの不定根は土壌の流出をくい止め、被害が拡大しないようにはたらきます。

クズ *Pueraria montana var. lobata*

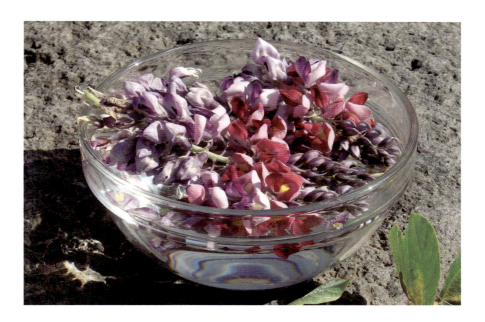

　森林の外縁では、クズはマント群落を構成する植物の一つです。樹木にからみついてよじ登り、葉を広げることで、森林内への風の吹き込みや、直射日光による乾燥から守ってくれるはたらきがあります。
　これらの特徴は、クズが傷ついた箇所をふさぎ、回復をサポートしてくれることをあらわしています。クズのエッセンスは、怪我からの回復期や、トラウマから立ち直るときに使うといいでしょう。
　クズは生育環境に応じて、匍匐して横に広がることも、木に巻きついて上によじ登ることもできる植物です。手近によじ登る木がないとき、クズは地面を這い続けます。そのとき匍匐するクズは、ただ地面を這いまわるだけではありません。不定根を生やし、しっかりと地に足をつけながら広がっています。

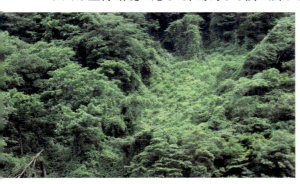

その他のエッセンス

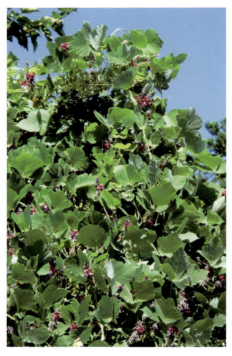

　この姿は、クズのエッセンスがグラウンディングと関係することをあらわしています。クズのエッセンスは混乱しそうな場面でも動じない強さをもたらしてくれます。

　クズは地面を這いながら、標的となるものを探します。それを見つけると、たちまち立ちあがる体勢を整え、巻きつき、よじ登りはじめます。

　同じように、クズのエッセンスは目標を見失い、自分が進むべき方向性を見いだせずに混乱している人に役立ちます。混乱の中で、自分の目標となるべきものを発見できるように、クズのエッセンスはサポートしてくれます。

　その目標は、もしかしたら行く手を阻む障害のように見えるかもしれません。あるいは超えられない高い壁として感じることもあるでしょう。

　しかし、クズにはどんな障害にも屈しない力強さがあります。たとえ丈高い樹木であろうとも、その上にまでよじ登り、茎葉を広げているクズの姿を皆さんも目にしたことがあるはずです。

　クズのエッセンスは、どんな困難にも挑み続ける、不屈の精神をもたらします。自分の目指すべきゴールに向かって、力強く進んで行けるように後押ししてくれます。

クズに寄せて

　生きる情熱が溢れ出す。足元からパワーがあがってくる。葛のもつ力強い生命力が、どんどん私を押しあげてゆく。「成長したい」「光を浴びたい」太陽を目指し、足がかりを見つけて、空へ向かってぐんぐんと伸びていこう。
　切り払われても構わない。押しのけられても平気。私は伸びる。私は生きる。
　日が沈み太陽を見失った時、私は夜空を見上げ、星に祈る。それは暗闇に光る唯一の希望だから。
　星明かりに照らされながら、私は再び歩き出す。紫色の葛の花が、老賢者の声で私を導く。「星に従えば、道は開ける」と。
　やがて朝はやってくる。大きく伸びをして、頭上へ思い切り手を伸ばし掴みとろう。人生を切り開く奇跡の力を。まぶしい太陽の光を浴びながら今、私の生命(いのち)は輝いている。

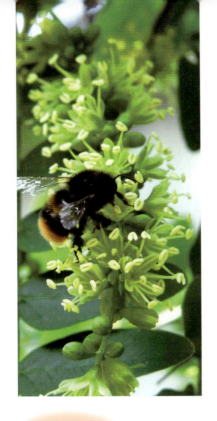

サイカチ
Gleditsia japonica

✿ キーワード ✿

怒り　人間関係のバランス
調和

分　類：マメ科サイカチ属
学　名：*Gleditsia japonica*
和　名：サイカチ（皁莢、梍）
英　名：Japanese honey locust
花　期：5月～6月

調和した状態
　バランスのとれた人間関係。他人に対する寛容さ、やさしさ、穏やかさ。

不調和な状態
　激しい怒りの表出とその後の悲しみ、虚しさ。男性社会での対立。不調和を招く強い自己主張。

【植物の特徴】
　マメ科サイカチ属の落葉高木で、高さ15m。本州、四国、九州の山野や河原に生育する。幹や葉腋からは枝が変形した鋭い棘が多数出ている。葉は長さ20～39cmの羽状複葉、小葉は長楕円形で長さ2～3cm。花期は5～6月。長さ10～20cmの総状花序に、直径7～8mmの黄緑色の4弁花が集まって咲く。花には雄花、雌花、両性花がある。果実は豆果で長さ20～30cm、幅3～4cm、中には直径1cmほどの平たい種子が10数個入っている。莢にはサポニンが20％含まれ、昔は洗剤として使われていた。莢は皁莢（そうきょう）という生薬として咳や痰に、棘は皁角刺（そうかくし）という生薬として腫れ物やリウマチに用いられた。

サイカチ *Gleditsia japonica*

＊エッセンスの解説＊

　サイカチといえば鋭い棘が印象的です。幹を見ると非常に大きな棘が密生しています。棘からはさらに何本もの棘が分枝していて、もしこれが深く刺さることがあれば、抜くのは困難だろうと思われます。おそらくサイカチの棘は日本の植物の中で、最も強烈なものでしょう。見ているだけで痛々しさが伝わってきます。

　植物はよく動物から身を守るために棘をつけます。しかし、サイカチの場合は、単なる防御のためのものではないようです。なぜなら、地上の動物が届かないような高さにも棘が見られるからです。この棘は、まわりのものを威圧して寄せつけない、攻撃性や力の象徴のように思えます。

　サイカチの棘は枝が変形したもので、枝や樹皮と同じような灰褐色をしています。この棘は、枯れ始めると次第に赤くなっていきます。その色はまるで激しい怒りをあらわしているかのようです。

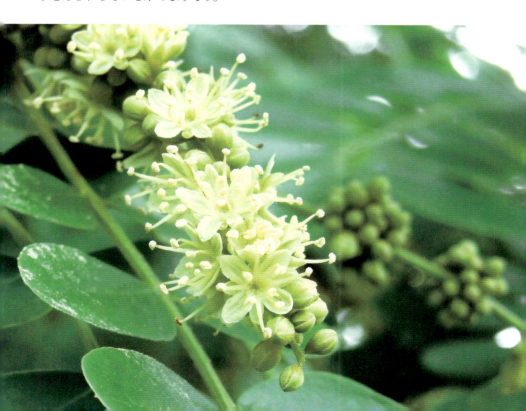

その他のエッセンス

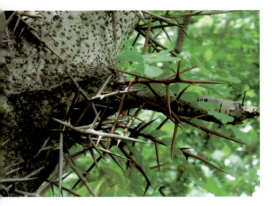

　サイカチのエッセンスは、怒りの感情と関係しています。攻撃は最大の防御とばかりに激しく怒りを噴出させる人や、怒りをあらわにすることで他人を押しのける人に、サイカチのエッセンスを用いることができます。イライラしがちな人や、棘々しくなりがちな人、あるいは自分の中のそういう部分を抑えている人に、サイカチのエッセンスは気づきと癒しをもたらします。

　他人を威圧して押しのけるという姿は、サイカチの雄花に見られます。
　サイカチは雌雄別の花を咲かせます。雌花や両性花はまばらにつきますが、雄花は多数が集まってつきます。それも、すべてのつぼみが一斉に開花するのは空間的に無理なほど密集しています。そこで、サイカチは少しずつ雄花を開いて

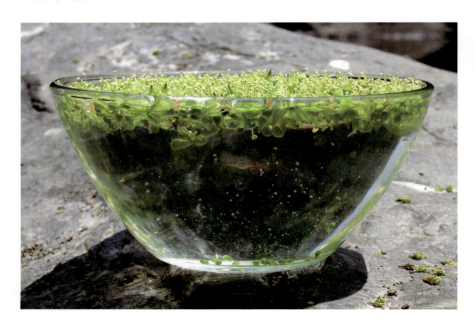

サイカチ *Gleditsia japonica*

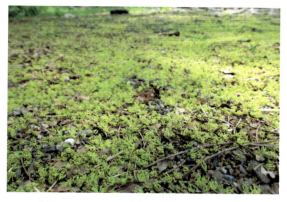

いくのですが、同時に次々と花を落としていきます。

となりのつぼみが開花するときに、花が下から押しあげられて、落ちてしまうのでしょうか。この時期、サイカチの木の下は、落下した雄花で一面覆い尽くされるほどになります。その中にはまだ花粉をつけたままの雄花も少なくありません。サイカチの開花の様子は、他人を押しのけてでも自分の意志を貫こうとする人のイメージと重なります。

自分の意志を貫くあまり、ともすれば人間関係で不調和な状況を引き起こしがちな人に、バランス感覚をもたらすサイカチのエッセンスが最適でしょう。

サイカチの花は緑色をしています。緑は調和をあらわす色で、寛容さやバランスを象徴します。この花の色が、サイカチのエッセンスの性質をあらわしています。

サイカチのエッセンスを使うことで、他人に対する寛容さが生まれ、適切な距離のとり方やペースの合わせ方、自己主張の仕方など、気づけるようになります。特に男性的な社会の争いや対立に調和をもたらします。

花後、サイカチは長さ30cmになる豆果をつけます。ねじれた莢は熟すとはじけて、中から小さなおはじきのような種子が飛び出します。サイカチの種子は種皮が硬くて水を通さない硬実種子で、種皮が傷つくまで何年も休眠しています。

その休眠を打ち破るのがサイカチマメゾウムシという昆虫です。サイカチマメゾウムシはサイカチの種子に産卵し、孵化した幼虫は種皮に穴を開け、種子の中に寄生します。この穴から水分が流入することで、サイカチは発芽できるのです。そのとき、サイカチマメゾウムシの幼虫は種子の中で溺れ死ぬといいます。一方、もし水分が流入しなければ、サイカチの種子はそのままサイカチマメゾウムシに食べ尽くされてしまいます。

サイカチの種皮の硬さや、何年も発芽しないままでいる様は、自分を守ろうと

その他のエッセンス

して頑なになっている人の姿を彷彿とさせます。しかし、そのままではサイカチが発芽できないのと同じように、人も変わることができません。その硬い殻を打ち破られ、傷ついて、自分の内側をさらけ出し、命をかけるような経験をすることで、はじめて新しい自分に生まれ変われることを、サイカチの種子は教えてくれているのではないでしょうか。

激しい怒りを発した後に、人はしばしば深い悲しみや虚しさ、孤独感に襲われます。あの時、私はどうして怒ってしまったのだろうかと、後悔することも多いでしょう。本当は怒りたくなかったのに。ただ愛されたいだけだったのに。そんな気持ちを理解してくれるのが、サイカチの木です。

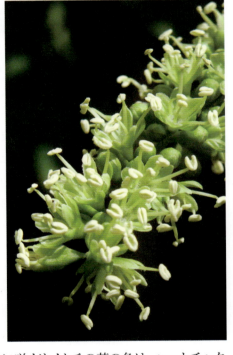

私はこんなにも棘だらけで、
触れればあなたを傷つけてしまう。
それでもあなたは私を愛してくれますか。
私を抱きしめてくれますか。

棘だらけで、頑なで、近づきにくいサイカチの木。じつはその棘の奥に、真実の愛を求めてやまない気持ちが秘められているのではないでしょうか。棘だらけの枝をかき分けて、その先に咲くサイカチの花の色は、ハートチャクラをあらわす緑色をしています。そこにあるものは愛です。サイカチのエッセンスは、ハートチャクラにはたらきかけ、慰めや希望をもたらしてくれます。怒りを捨てて、愛をとることを教えてくれるエッセンスです。

サイカチに寄せて

　自らのハートの中から、やわらかな平和を呼び覚ます。すべての争いごとに。そしてすべての不調和に。内的な争いも、外的な争いも、すべてを美しく調和させる。
　もうトゲはいらない。私にトゲは必要ない。私のハートは安全だから。やさしい緑色に輝いているから。いつでも私は、私自身を守ることができるから。
　ゆっくりとサイカチの木に近づく。頭上には緑色の花が、たくさんたくさん咲いている。大きなトゲにそっと触れて。それは私の指も手のひらも、ちっとも傷つけはしない。この鋭い鎧は、サイカチの愛の一部だから。たくさんの花に見守られながら、私はサイカチの大きな愛に包まれる。
　もう誰も傷つけない。自分自身を鋭く傷つけたりしない。重い鎧を脱ぎ捨てても大丈夫。怖くない。私はもう怖くない。
　新しい世界の幕があける。そこは「調和したハートをもつ人々」の世界。緑の花咲く、穏やかでやさしい世界なのだから。

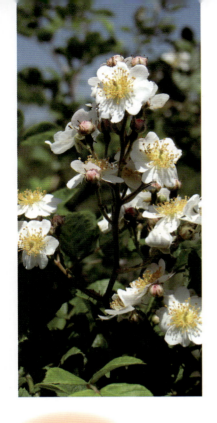

ノイバラ
Rosa multiflora

キーワード
子供　情熱　自己肯定

分　類：バラ科バラ属
学　名：*Rosa multiflora*
和　名：ノイバラ（野茨）
英　名：Japanese rose, Multiflora rose
花　期：5月～6月

調和した状態
　自己肯定。自分を大切にする。子供心で生きる。日常を楽しむ。情熱。ハートを活性化。やさしい心遣い。

不調和な状態
　生真面目すぎる。批判的になる。肉体的・精神的に傷ついている。自傷。自信喪失。あきらめ。

【植物の特徴】
　バラ科バラ属の落葉低木。高さ2mになる。北海道から九州の日本各地と、朝鮮半島に分布する。林縁や草地、河川敷などによく生える。半つる性でまわりに寄りかかるものがあればよじ登る。枝には鋭い棘がある。葉は奇数羽状複葉で長さ10cm、小葉は長さ2～5cmで3～4対つく。花期は5～6月、散房状に多数の花をつける。花は直径2cm、白色もしくは淡紅色の5弁花で、花弁は倒卵形。秋に直径6～9mmの偽果が赤く熟す。熟す前の偽果を乾燥させたものが営実という生薬で、下剤として用いる。浮腫やできものにも使う。

ノイバラ *Rosa multiflora*

＊エッセンスの解説＊

　ノイバラは、日本で見られる野生のバラの一種です。「キレイなバラには棘がある」というように、ノイバラの枝にも、葉が変化した棘がたくさんついています。皮膚に刺さったバラの棘が、なかなか抜けないという経験をしたことがある人も多いでしょう。
　棘のある植物から作られるフラワーエッセンスには、心の痛みや絶望感と関係するものが多く見られます。このノイバラもそうです。特に心に棘が刺さったままいつまでも残っているような、古い傷をもっている人に対して、ノイバラのエッセンスは使われます。
　例えば、幼い頃の家庭環境に起因するインナーチャイルドの問題に、ノイバラはいいエッセンスです。母親との問題はママコノシリヌグイを、父親との問題はノイバラを使うといいでしょう。

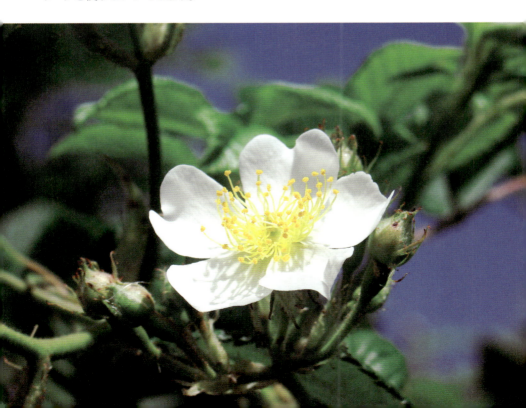

その他のエッセンス

　もし、心に傷を負っていて、その傷がうずいて苦しむのであれば、ノイバラのエッセンスは心の棘を抜き、速やかに癒してくれます。絶望から生じる自信喪失、自己否定、あきらめに対して、ノイバラのエッセンスは慰めをもたらし、立ち直ろうとする私たちの心を支えてくれます。過去の出来事を過ぎたこととして受け止めて、前向きに生きていけるように導いてくれます。

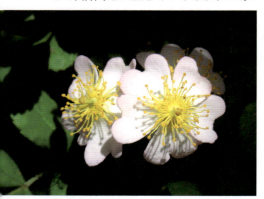

　ノイバラの花弁は白色もしくはややピンク色がかっていて、ハート型をしています。バラは愛を象徴している花です。その愛はまず、傷ついた自分自身に対して向けられるのです。

　また、精神的な傷だけでなく、肉体的な傷にも、ノイバラのエッセンスは役立つでしょう。

　ノイバラは日当たりのよい河川敷や草地に生育します。牧草地に侵入することもありますが、その場合、放牧された家畜たちはノイバラの棘を嫌って食べません。そのため、あちこちでノイバラが繁茂し、問題視されることがあります。

　まわりの存在を寄せつけない攻撃的なところは、ノイバラのエッセンスの性質にも関係します。「あれをしてはいけない」「これはだめだ」と他人に対して何かと批判的な人がいます。真面目すぎるところがあり、まわりの人たちが楽しそうにしているのを見ると、つい皮肉を言ってしまうような人です。

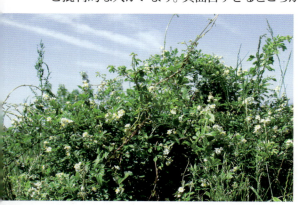

　このような人たちの冷めたハートに、ノイバラのエッセンスは火をつけます。ハートを活性化し、やさしくハートを開くことができるようにサポートしてくれます。ハートを開いて人の話をよく聞いてあげることで、相手のこ

ノイバラ *Rosa multiflora*

とを理解できるようになります。

　人間関係において、お互いの間にあるわだかまりを解決するのに、ノイバラのエッセンスは役立ちます。特に、家族との関係性を改善するのにいいでしょう。

　ノイバラの棘は、単にまわりのものを傷つけるためのものではありません。ノイバラが生えている牧草地では、ノイバラの下は陰になります。そのため、牧草類があまり生えません。そのかわり、家畜の食害や踏みつけから逃れたさまざまな樹木の稚樹が見られます。ノイバラは棘で自分の身を守るのと同時に、仲間たちをも守っているのです。

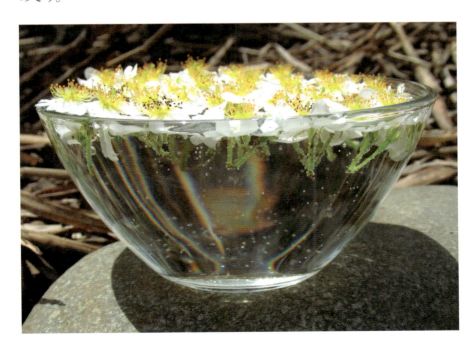

その他のエッセンス

　ノイバラが、私たちに与えてくれる最大のギフトは情熱です。ノイバラの情熱は愛からはじまります。まずは自分を愛することからはじめ、そして自分の人生をも愛することができたとき、私たちにも生きる情熱がほとばしるはずです。

　自分を大切にする。自分の時間を大事にする。自分のことを徹底的に好きになる。自分のやりたいことをやる。気楽に生きる。陽気に過ごす。あらゆる物事に好奇心をもつ。とにかく楽しいことをして遊ぶ。

　ノイバラのエッセンスは、インナーチャイルドを癒し、あなたの中のワンダーチャイルドを解放してくれます。天真爛漫な子供心をもたらし、生き生きとした本来の自分らしさを取り戻すことができるように、サポートしてくれます。人生を深刻に受け止めすぎて、いつも生真面目な振る舞いを見せている人に、ノイバラのエッセンスは遊び心という魔法をかけて、明るい笑顔をもたらしてくれます。

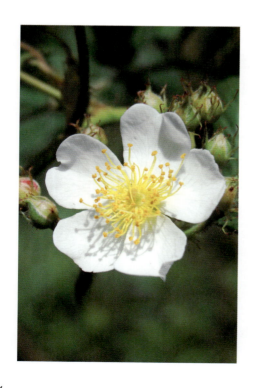

ノイバラに寄せて

　陽気な風が吹く。ノイバラの楽しげな歌が、都会のビル街を勢いよく駆け抜けて、私たちのグレーにくすんだオーラを、本来の鮮やかな色へと戻してゆく。小さなバラたちが「一緒に歌おうよ！　踊ろうよ！」と、かわいいつるをひょいと持ち上げて誘う。
　道端の花に触れて、小鳥たちに囲まれて。川べりで水遊びをしようよ！　バシャバシャと、仲間と水の掛け合いっこをしよう。1日中、気楽にのんびり遊ぼうよ！
　退屈な書類ばかりが詰まった、重たいカバンは空へ放り投げて。代わりに草の上を走り回ろう。大人たちがつけている、無表情の灰色の仮面を外して、子供たちを巻き込んで、大きな「子供心のウェーブ」を起こそう。体が跳ねるよ！　喜びでジャンプするよ！
　ノイバラは「情熱」のエッセンス。燃え盛る、生まれたての火。ハートに火をつけて、そして一緒に叫ぼう！
　「僕らはなんでもできるのさ！」

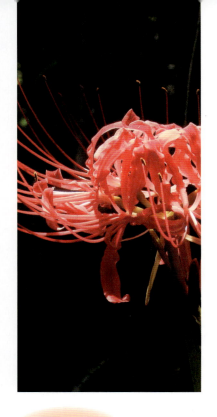

ヒガンバナ
Lycoris radiata

キーワード

否定的な感情　抑圧　怒り

分　類：ヒガンバナ科ヒガンバナ属
学　名：*Lycoris radiata*
和　名：ヒガンバナ（彼岸花）
英　名：Red Spider Lily
花　期：9月〜10月

調和した状態

過去にさかのぼる問題の解決。抑圧したネガティブな感情の解放。執着から離れた境地。良心に従う。死と再生。

不調和な状態

古い感情の抑圧、特に怒り、恐れ。否定的な感情が渦巻く。強い執着、物質欲。理由のない胸騒ぎ。先祖やカルマの問題。

【植物の特徴】

ヒガンバナ科ヒガンバナ属の多年草。中国から帰化し、日本全国に分布。畦や土手、墓地などに多く見られる。秋に高さ30〜50cmの花茎を地面から伸ばし、先端に5〜7個の赤い花を咲かせる。種子は実らない。花が枯れた後、花茎の根元から葉が出る。春に葉が枯れた後は、球根の状態で秋まで土中にある。

ヒガンバナ　Lycoris radiata

＊エッセンスの解説＊

　春の彼岸は象徴する植物が桜なら、秋の彼岸はヒガンバナでしょう。全国各地に群生し、秋分頃になると、真っ赤な花を咲かせます。ヒガンバナという和名には、開花時期との関連という意味合いがありますが、そこにはさらに深い意味があるように思います。

　ヒガンバナは、さまざまな別名・方言名があることで有名です。その数は1,000以上にのぼるとも言われています。栗田子郎氏の『ヒガンバナの博物誌』によると、それらは「毒性、疾病などを含意する呼び名」、「仏教、死、葬儀などを含意する呼び名」、「形態や生態をあらわした呼び名」、「子供の遊びから生まれた呼び名」という四つのグループに大別されるといいます。

　「毒性、疾病などを含意する呼び名」には、イットキゴロシ、オヤコロシ、ドククサ、ドクユリ、シタマガリ、テクサレ、ミミクサリ、カブレバナなどがあります。

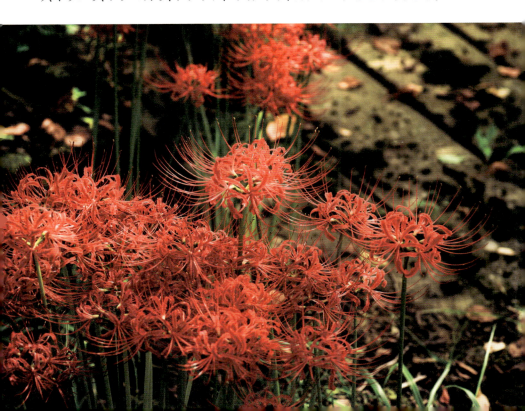

その他のエッセンス

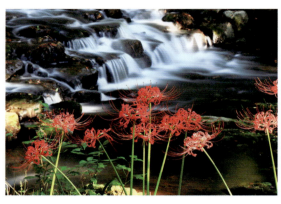

ヒガンバナは全草有毒であり、特に鱗茎にアルカロイドを多く含みます。摂取すると吐き気や下痢を引き起こし、最悪の場合には中枢神経の麻痺を起こして死亡することもあります。そこから「親殺し」や「毒百合」、「手腐れ」といった恐ろしい名前が数多くつけられています。

「仏教、死、葬儀などを含意する呼び名」には、シビトバナ、シビトクサ、ユーレイバナ、ソーシキバナ、ハカバナ、ジゴクバナ、オボンバナ、ヒガンバナ、ホトケバナ、マンジュシャゲ、テラバナなどがあります。このグループに属する名前が最も多く、中でも仏教にちなんだ名前が散見されます。「死人花」や「地獄花」、「幽霊花」など、縁起でもないような名前が少なくありません。有名な「曼珠沙華」という異名も仏典に由来する名前ですが、もともとは悪業をはらう天上の花のことでした。

ヒガンバナはよく墓地のまわりに植えられています。これは毒草であるヒガンバナを植えることで、土葬された遺体が動物に荒らされないように保護するためという説があります。ただ、それとは別に、ヒガンバナには墓地の雰囲気に合う不吉さや妖しさがあることも事実です。

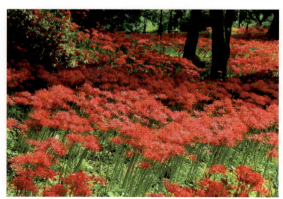

「形態や生態をあらわした呼び名」には、ノタイマツ、アカバナ、カジバナ、イカリバナ、ハミズハナミズ、ハッカケバナ、ハヌケクサ ケナシイモなどがあります。

ヒガンバナ *Lycoris radiata*

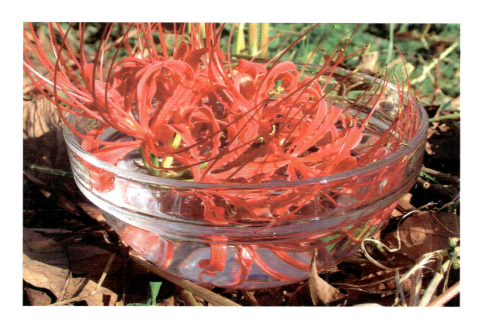

「野松明」という名前は、真っ直ぐに伸びる花茎と、その先に咲く火花が爆ぜるような赤い花という、ヒガンバナの姿をよくとらえているものです。「赤花」や「火事花」も花の色や形から連想してつけられた名前でしょう。「葉見ず花見ず」や「葉欠け花」は、花期には地上部に葉がなく、葉が繁る頃には花はもう咲いていないという、ヒガンバナの生活史に由来するものです。

「子供の遊びから生まれた呼び名」は、オチョーチンボンボラコ、ジュズバナなどです。「お提灯ぼんぼらこ」とは何ともユニークな名前ですが、花茎をむいて花を提灯のように吊るす花遊びに由来するといいます。

ヒガンバナの生活史は非常に特徴的です。ふつうの植物は、まず芽が出て、枝を伸ばして葉を広げ、花を咲かせて果実が実り、やがて枯れていきます。そのサイクルは普通、春からはじまって秋に終わりを迎えます。ところが、ヒガンバナの生活史は、これとはまったく異なるのです。

ヒガンバナの春は、まず地上部が枯れていくところからはじまります。そのまま夏が過ぎ、秋のはじまりに、突如何もない地面から花茎が伸びはじめます。そし

その他のエッセンス

て花が枯れて花茎が倒れる頃、根際から葉が出てくるのです。冬の間、まわりの草は枯れて姿を消す中で、ヒガンバナだけは一面に葉を広げています。このように、ふつうの植物と比較して季節も正反対なら、移り変わりの順序も逆なのです。

　ヒガンバナの「突如何もない地面から花茎が伸びてくる」様子は、人間に当てはめるならば、抑圧していた感情が噴出する姿に対応します。ヒガンバナのエッセンスは、潜在意識を顕在化させ、抑圧した感情を解放することに関係します。特に、燃えるような赤い花があらわす怒りや憎しみ、恨みなどの感情が、ヒガンバナのテーマであるといえるでしょう。ヒガンバナのエッセンスは、激しい怒りを抱えている人に対して、その抑圧された感情を浮きあがらせます。また、すでに怒りを表出させている場合は、その激しい煩悩の炎を鎮めてくれます。

　また、逆順序で成長していく様子は、人生の時間の流れをさかのぼること、つまり過去を省みる方向に意識を向かわせることにつながります。これも過去の未解決な感情というテーマと関係しますし、さらには先祖のネガティブな影響な

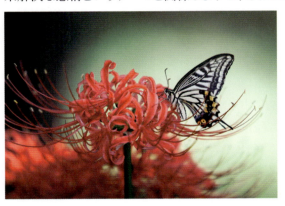

ど、過去にさかのぼって解決する必要のある問題に対応していることをあらわしています。

　身体症状については、月経の問題や咳など呼吸器系の問題との関連が見られます。いずれも症状があるときにはそれを取り去り、抑圧している場合は浮上させます。このように、ややホメオパシーのレメディーのようなはたらきをするのは、ヒガンバナが毒草であることと関係しているかもしれません。

ヒガンバナに寄せて

　赤い火花が散る。ヒガンバナの鮮やかな赤いエネルギーが「古い記憶」を焼き尽くす。それは前進を阻むもの。もうすでに私には必要のないもの。

　風が起こり、焼け落ちた記憶の切れ端が舞いあがる。風がさらう先に光る小川があり、その流れの中へひらりと落ちてゆく。清らかな水は、光を受けてキラキラと輝く。水は渦巻き、流れゆく。記憶の欠片は消えてゆく。

　もう重たい荷物は手放して。それは遠い時代から、ずっと背負わされてきたもの。古くて重たい「家系のエネルギー」。

　肩から降ろし、見えない縄を解いて、少しずつ少しずつ手放そう。

　これは「鎖を外す」エッセンス。ようやく喪が明ける。長い長い償いが消える。

　秋の風に吹かれて、ヒガンバナがまっすぐな茎を静かに揺らす。赤い花はやさしく歌う。「大切なのは、今この瞬間。過去は幻想なのだよ」と。

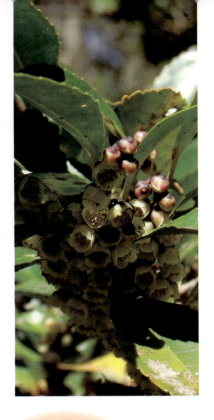

ヒサカキ
Eurya japonica

キーワード

祓い　浄め　意志力

分　類	モッコク科ヒサカキ属
学　名	*Eurya japonica*
和　名	ヒサカキ（柃、姫榊）
英　名	Japanese eurya
花　期	3月～4月

調和した状態

祓い。浄め。アイデンティティの保護。境界線の強化。グラウンディング。意志力や行動力、活力が高まる。

不調和な状態

憑きものがあるような重たい感覚。日頃から外部の悪影響を受けやすい。他人に同調する。他人の意見に合わせる。

【植物の特徴】

モッコク科ヒサカキ属の常緑小高木。高さ4～7mほどになる。本州以南に分布。照葉樹林で多く見られる。葉は長さ3～8cm。表面は光沢があり、縁には鈍い鋸歯がある。雌雄異株とされるが両性花もある。花期は3～4月。クリーム色の花が枝に多数つく。独特の強い香りを放つ。北日本などサカキが自生しない地域では神棚や仏壇に供えたり、神事に用いられたりする。

ヒサカキ *Eurya japonica*

＊エッセンスの解説＊

　春3月、サクラの花が咲くにはまだ早い頃、太平洋沿岸の照葉樹林を歩いていると、強い香りが漂ってきます。あまりよい香りではなく、ガス臭にたとえる人もいますが、その独特な香りはヒサカキの花のものです。

　ヒサカキは漢字で「姫榊」「非榊」とも書くように、サカキ *Cleyera japonica* と同じモッコク科の植物です。以前はどちらもツバキ科に分類されていました。サカキは茨城県以西の本州と四国、九州に分布する常緑小高木で、「榊」の文字の通り、古くから神事に用いられてきました。ヒサカキも同様で、特にサカキが自生していない関東以北の地域では、サカキの代替として玉串などにヒサカキが使用されます。

　神棚に供える榊を花屋などで購入する際、サカキとヒサカキの違いを見てみるとよいでしょう。サカキの葉は全縁です。それに対して、ヒサカキの葉は縁に鋸歯

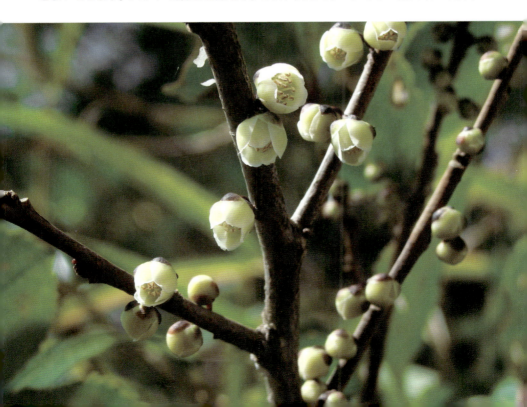

その他のエッセンス

があり、サカキの葉よりも小さいです。そこから、小さい榊の意で「姫榊(ひめさかき)」と名づけられたのが、ヒサカキの語源であるという説があります。

日本では古来、サカキやヒサカキ、ナギ *Nageia nagi* などのような常緑広葉樹を

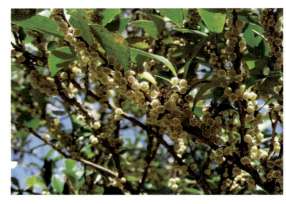

神の依代であるとしてきました。その神聖なる性質は、ヒサカキのエッセンスにも見いだすことができます。

ヒサカキのエッセンスには場を浄化し、邪悪なものから守るはたらきがあります。これはヒサカキの花の香りとも関係があるでしょう。

伝統的な行事などで、鬼や悪しきものを追い払うために、香りの強いものを使うことがよくあります。日本では節分の柊鰯などがそうです。イワシを焼いた臭いと煙で鬼が寄りつかないとされています。同じように、臭いで鬼を追い払うために、ニンニクを使うこともあるといいます。ニンニクについては西洋でもドラキュラが嫌うという話は有名でしょう。不快に感じる強い香りは、悪しきものを追い払うのです。ヒサカキの花にも、そういう力があるのではないでしょうか。

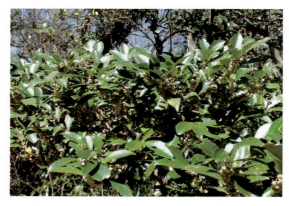

あるとき、仕事中に頭痛を訴え、寝込んだ人がいました。その人にヒサカキのエッセンスを使用してもらったところ、すぐに回復して仕事に戻ることができました。その人はヒサカキの花の香りが嫌いで、ヒサカキのエッセンスを勧められたところ、

ヒサカキ *Eurya japonica*

自分の頭痛にはヒサカキのエッセンスが適合することを直感したといいます。

　悩みごとで悶々としている人や、周囲の影響を受けて気分や体調を崩しやすい人が、ヒサカキのエッセンスを使用することで、「すっきりする」「さわやか」「清々しい」感じになるといいます。煩悩を瞬時に滅尽する力がヒサカキにはあるようです。

　身体的には、頭部から肩にかけて軽くなり、楽になるという報告が多く寄せられています。頭痛や耳鳴りなどに対してもヒサカキを使うとよいでしょう。これは憑きものがとれる感覚に近いのではないでしょうか。ヒサカキには、悪しきものを寄せつけないだけでなく、すでに影響を受けている場合に、その存在を祓い浄めるはたらきもあるのです。

　憑きものの影響を祓えると、その存在に譲り渡していた精神的・エネルギー的領域を、自分自身に取り戻すことができます。それまで滞っていた領域にエネルギーが流れ出し、気力や活力がみなぎって、意志の力が強まります。また、しっかりとグラウンディングできるようにもなります。

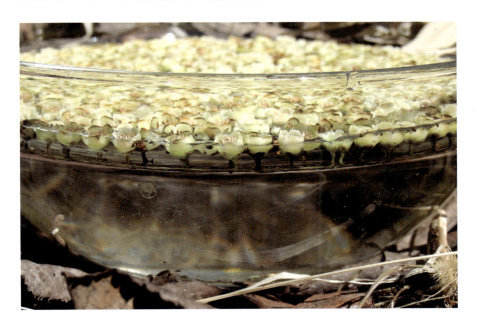

その他のエッセンス

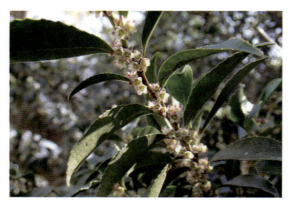

　これまで、悪しきものの影響によって、非常に停滞した状態が続いていた人にとって、ヒサカキのエッセンスは、それまでの考え方や行動パターンを打ち砕き、新たな行動や生活をはじめるきっかけを与えてくれます。

　ヒサカキはとても生命力の強い植物です。日当たりの悪い照葉樹林の低木層にも見られますが、日当たりのよい場所に先駆植物としても育ちます。萌芽して再生する能力も高く、伐採されても早ければ数年でまた開花するようになります。ヒサカキは、暗いところで耐え忍ぶ強さと、明るいところでの活発さを兼ね備えているのです。このような性質をもつヒサカキから作られたエッセンスは、大変パワフルであるといえるでしょう。

ヒサカキに寄せて

　明けわたそう、清浄なものに。清らかさが流れ込んでくるのに、身をまかせよう。抵抗はしない。自然に委ねよう。風や光が運ぶものに、身をまかせよう。

　オーラが輝き出す。力が湧いてくる。拡散していたエネルギーを、体の内側へとぎゅっと引き戻す。体の奥に碇を下ろして、「今このとき」としっかり向き合おう。

　パンパンと柏手を打ち鳴らす音で、悪しきものを追い払う。暗い雲は去りゆき、聖なる光が差し込んでくる。強い光の浄化。暗いものは寄せつけない。内側の光が外へと溢れ出し、自らの力を取り戻す。

　エッセンスを振りまくたびに、ヒサカキの葉のクッキリと濃い緑色に体を清められ、クリーム色の花の放つ気高い光に守られる。パワフルな陽の気に満ちた、神聖なスペース。

　私自身が強さ。私自身が光。聖なる植物が教えてくれる。何にも揺らされない、惑わされない心にこそ、清らかさが宿るのだと。

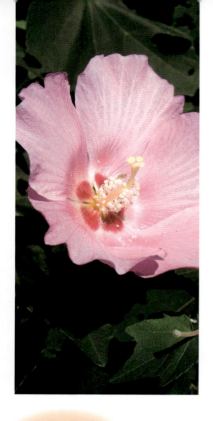

フヨウ
Hibiscus mutabilis

キーワード

情熱　信頼　恋愛

分　類：アオイ科フヨウ属
学　名：*Hibiscus mutabilis*
和　名：フヨウ（芙蓉）
英　名：Confederate rose, Dixie rosemallow
花　期：8月～10月

調和した状態
　傷つくことを恐れずにハートを開き続ける。女性的な美しさや優しさ、あたたかさを表現する。恋愛のサポート。

不調和な状態
　繊細なハートの持ち主で傷つきやすい。異性に対する恐怖心や抵抗感。性的な虐待によるトラウマ。

【植物の特徴】
　アオイ科フヨウ属の落葉低木。高さ1～3m。中国、台湾、日本（四国、九州、沖縄）に自生。本州の関東以西でも栽培される。葉は径10～20cm、基部はハート型で掌状に3～7裂する。葉柄は5～12cmと長い。花期は8～10月、花は直径10～15cmでピンク色もしくは白色。花弁は5枚。雌しべは先端が曲がって5裂、下部には多数の雄しべが合着している。早朝に咲き、夕方にはしぼむ一日花。寒冷地では冬に地上部が枯れる。「繊細な美」「しとやかな恋人」などの花言葉がある。園芸品種に、花が八重咲きで白色からピンク色に変わるスイフヨウ（酔芙蓉）*H. mutabilis* cv. *Versicolor* がある。

フヨウ *Hibiscus mutabilis*

＊エッセンスの解説＊

　フヨウ属の植物は世界に約200種があるといわれ、熱帯や亜熱帯を中心に一部温帯を含む世界各地に分布しています。フヨウ属の植物には、一般的にハイビスカスと呼ばれるブッソウゲ *H. rosa-sinensis* や、西アフリカ原産で萼をハイビスカスティーとして用いるローゼル *H. sabdariffa*、ハワイでハウと呼ばれるオオハマボウ *H. tiliaceus*、日本でも各地で栽培されているムクゲ *H. syriacus* などがあります。分布域や開花期から、どこか熱帯地方や真夏の熱気を連想させます。

　フヨウ属の花は大きくて美しいものが多いです。ブッソウゲやムクゲには数多くの園芸品種があります。ブッソウゲはハワイなどでよく女性の髪飾りに用いられます。そのとき、未婚者は右側に、既婚者は左側に花をつけるといいます。ブッソウゲには「新しい恋」という花言葉もありますが、その花は女性の華やかさや美しさを象徴するとともに、熱帯ならではの情熱的な恋愛感情に駆り立てるよう

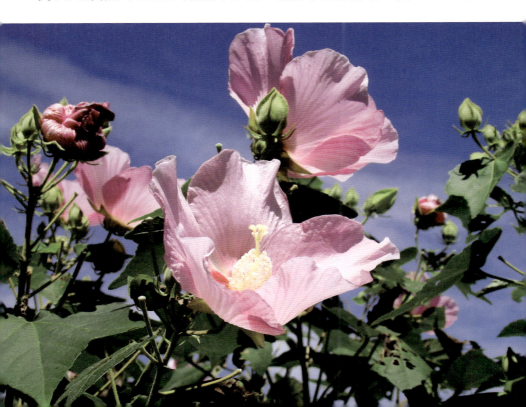

その他のエッセンス

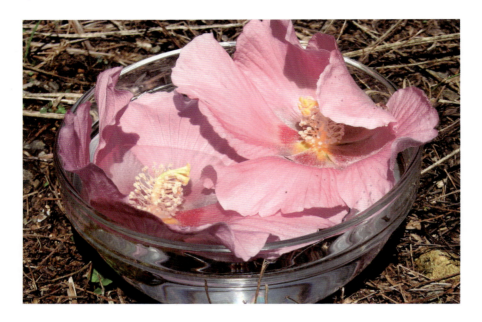

な何かを宿しているのかもしれません。

　芙蓉という言葉は昔から女性の美しさのたとえに使われています。「芙蓉の顔」といえば美人顔のことです。芙蓉は本来ハス *Nelumbo nucifera* の中国名で、フヨウ属のフヨウは木芙蓉と呼ばれていました。ハスのような美しい花を咲かせる木ということでしょう。

　いずれにしても、フヨウにも女性の美や恋愛に通じる要素があるといえます。

　実際に、世界各地で作られているフヨウ属のエッセンスには、情熱や性に関する問題に対応するものが数多くあります。

　こうした要素は、フヨウ属の花に見られます。フヨウ属の花は中心から雌しべが伸び、その周囲を雄しべが筒状に囲んで、雄しべと雌しべが一体になるのが特徴です。この形は男女の結びつきを連想させます。

　フヨウの花も同じ形をしています。ただし、フヨウの雌しべは自家受粉を避けるように、上向きに曲がります。ムクゲやブッソウゲなどとは異なる点です。じつは、フヨウは人為的に自家受粉させるとよく結実します。しかし、それはフヨウに

フヨウ *Hibiscus mutabilis*

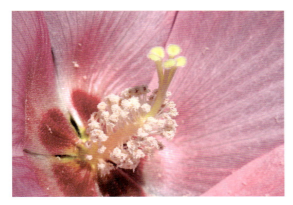

とって望ましいことではありません。なぜなら、自家交配は遺伝子の多様性を失わせたり、生存力を低下させることにつながるからです。

フヨウの花はピンク色で、ハートを象徴します。フヨウのエッセンスには、傷ついたハートを癒す力があります。

このエッセンスは、過去に恋愛で望まない関係を強いられたり、性的な虐待を受けたりして傷ついた人をサポートします。繊細なハートをもち、過去の出来事が大きなトラウマになっている人に、癒しを与えてくれます。異性に対する恐怖心や抵抗感があり、近寄られたくないと感じるようなときに、その思いを手放せるように支援してくれます。

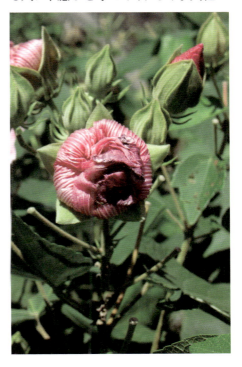

フヨウの花は一日花です。朝に開き、夜には閉じます。フヨウは花を閉じるときに、花弁を内側に巻き込みます。まるで雌しべを大事に抱えているかのような姿をしています。そのとき、開花中に受粉できなかった花は、その晩もしくは翌朝に落ちてしまいます。フヨウの「繊細な美」という花言葉は、美しい花ですが短命で、すぐに散ることをあらわしているのでしょう。

その他のエッセンス

　受粉できなかった花とは、自分の美しさを昆虫たちに認めてもらえなかった花です。女性としての魅力を否定され、拒絶された花ともいえます。女性の美を象徴するフヨウにとって、これほどの苦しみはないでしょう。受粉できなかった花は、新たな生命の種のかわりに、自らを否定された苦しみと悲しみを虚しく抱えて、地に落ちるのです。

　自己の女性性を否定されて傷ついている人がいるならば、その人の苦しみはフヨウの花が受け止めてくれるでしょう。フヨウは傷ついたハートをその花びらで抱きしめてくれます。そして、もう一度、自己の女性性を受け入れることができるように、優しさとあたたかさでハートを包み込んでくれます。

　一日で散るフヨウの花ですが、開花期は長く、夏から初秋まで次々と花を咲かせます。その生命力には目を見張るものがあります。たとえ今日、すべての花が散ったとしても、明日は新しい花が咲く。明後日もまた新しい花が咲く。その姿は、なんと希望に満ちていることでしょうか。

　たとえ傷つくことがあろうとも、次の日にはまた新たな希望をもってハートを開き続けていく。そして、女性としての美しさ、優しさ、あたたかさを、人々に示し続けていく。

　そのために必要となる情熱を、フヨウのエッセンスはもたらしてくれます。

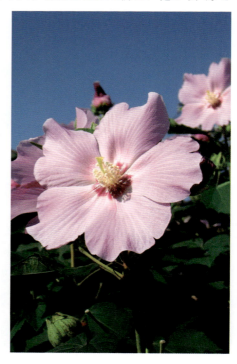

フヨウに寄せて

　桃色のやさしい気配がする。まっすぐに手を伸ばし、抱きしめる。その繊細な愛を。やわらかく胸に引き寄せ、そして誓おう。永遠の愛を。

　ただ愛されている。何をせずとも、そのままに愛される。誰かと繋がらなくても、ひたすらに愛で満ちる。激しい飢えや、胸を切り裂くような切なさが消える。甘く高揚し、ゆるやかに高まりながら、深く満ち足りている。

　子宮がまるく、よろこびに満ちている。指先にまで桃色の光が満ちる。ハートが、透き通ったピンク色に染まってゆく。パートナーを求めて、やさしく受け入れの準備をはじめた体は、幸福で甘く痺れ、とろりと溶けてゆく。

　自分自身への、溺れるような愛に目覚めて。ハートを優雅に開いたまま、愛する人の胸に抱かれて。正直に伝えて。本物の思いを。

　伸びやかに恋をしよう。ただ好きだと、自由に感じよう。桃色の花弁をやさしく開きながら、ひそやかに、ひたむきに。ただひたすらに、愛を伝え合おう。

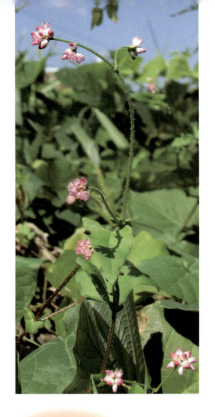

ママコノシリヌグイ

Persicaria senticosa

キーワード

閉ざされた心　心の支え
虐げられた体験

分　類	タデ科イヌタデ属
学　名	*Persicaria senticosa*
和　名	ママコノシリヌグイ（継子の尻拭い）
英　名	Thorny Persicaria
花　期	5月〜10月

調和した状態
涙を流して過去の深い悲しみを解放する。自分の内面を見つめて統合する。

不調和な状態
家庭内、特に母親から受けた虐待によるトラウマ。インナーチャイルドの問題。不安感。他人との接触を恐れる。心を閉ざす。心の支えを欠く。

【植物の特徴】
タデ科イヌタデ属の1年草。日本全土、朝鮮半島、中国に分布。道端や林縁などによく見られる。1〜2mほどになる。枝や葉の裏には棘がついており、まわりの植物に寄りかかりながら伸びる。花期は5〜10月。ピンク色の花を枝先に10個ほどつけるが、一度に開く花は1、2個。和名の由来は、継母が継子を虐待するために、棘のついたこの植物の葉をトイレに置いてお尻を拭かせるという連想から。

ママコノシリヌグイ *Persicaria senticosa*

＊エッセンスの解説＊

　夏の暑い日、河川敷や道端の草むらに目をやると、あちこちに小さなピンク色の花が咲いています。近づいてみると、つる性の枝には鋭い棘がついています。矢じりのような形をした葉を見ると、葉柄から葉裏の主脈にまで棘が続いています。指で触れると棘が刺さり、皮膚に残ってひどく痛みます。果たして誰が、このような葉で継子の尻を拭わせることを思いついたのでしょうか。

　この植物には、ママコノシリヌグイという何ともかわいそうな和名がつけられています。それはこの棘のついた葉に由来します。継母が継子を虐待するために、トイレにこの植物の葉を置いて、お尻を拭かせるだろうという想像から名づけられたというのです。

　その発想には驚かされますが、それ以上に不思議なのは、ママコノシリヌグイという和名を正式なものとして日本人が認めたということです。しかも、日本人だ

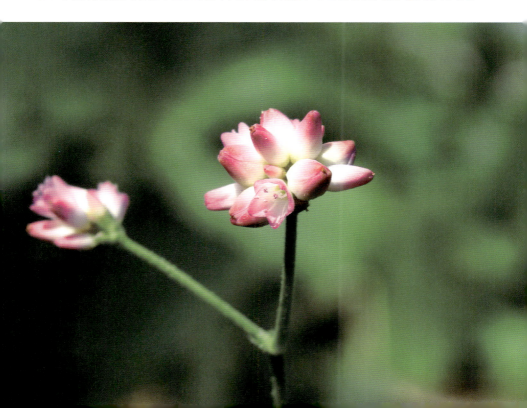

その他のエッセンス

けの話ではなく、韓国でも「嫁の尻拭き草」と呼ばれているのです。そうなると、この植物の元型には、母子間の問題や虐待に関係するテーマがあると考えざるを得ません。

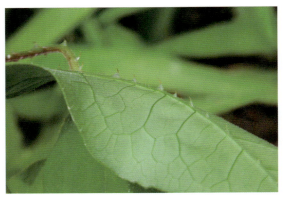

ママコノシリヌグイは、つる性の枝を伸ばして、まわりの植物に寄りかかります。そして棘をひっかけてよじ登ります。ママコノシリヌグイにはまわりに支えとなる存在が必要です。自分ひとりで立ち続けることができないのです。

ママコノシリヌグイのエッセンスも、しばしばまわりの支えを必要としている人に合います。そういう人たちの中には、幼い頃に母親から精神的に、肉体的に虐げられ、深く傷ついた経験がある人もいるでしょう。そこからまだ立ち直れていないのかもしれません。

植物についている棘は、特徴表示として心の痛みや苦悩をあらわすことがあります。ママコノシリヌグイの場合にも、そういう意味を読み取ることができるでしょう。

ママコノシリヌグイの棘は、「誰にも触れられたくない」「近寄らないでほしい」という意思を象徴するものとして、とらえることもできます。ママコノシリヌグイのエッセンスは、その人の意識を内面の奥深くへと沈潜させます。そして、抑圧した過去の悲しみ、つらさ、苦しさ、悔しさと向き合わせるのです。

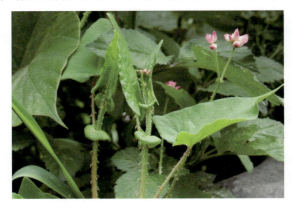

ママコノシリヌグイ *Persicaria senticosa*

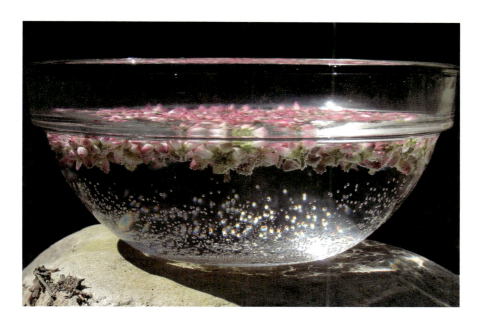

　ママコノシリヌグイの花期は長く、早いものは5月から咲きはじめ、秋まで開花しています。花は基部が白色で、花被の先端に向かいピンク色が濃くなっていきます。直径5mmほどの小さくとても愛らしい花です。

　ピンクは母性本能をかき立てる色で、「愛情」や「優しさ」を意味します。ママコノシリヌグイの花も、愛情に溢れるハートを象徴しています。しかし、枝先に10個ほどついている花は、一度に一つか二つしか咲きません。すべてを一斉に開くことはしないのです。

　ママコノシリヌグイのエッセンスを必要とする人も、ごく一部しかハートを開こうとしません。ハートを全開にするのが怖いのでしょう。それだけ、過去に心を開いて傷つけられた経験があるのかもしれません。

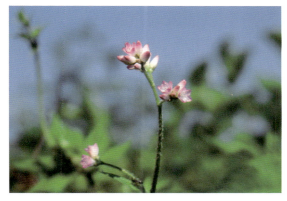

その他のエッセンス

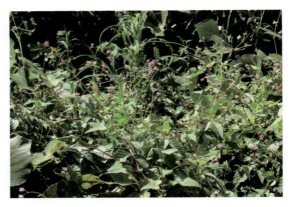

過去を省みれば、つらいこともあったでしょう。悲しいこともあったでしょう。ママコノシリヌグイの小さなピンク色の花は、過去に流せなかった涙を受け止めてくれる杯です。小さな杯はすぐに涙でいっぱいになるかもしれません。そのときには、また一つ、新たな花を開いて、涙を受け止めてくれます。そうやって、ママコノシリヌグイのエッセンスは、少しずつハートを開いていくことができるように、導いてくれるのです。

　ママコノシリヌグイは、インナーチャイルドを癒してくれるフラワーエッセンスです。抑圧したつらい思いや深い悲しみを、涙を流して解放し、幼い頃のトラウマを癒します。傷つくことを恐れている人に、少しずつ心を開いていくことができるように促してくれることでしょう。

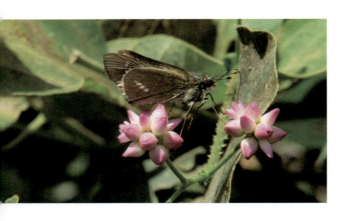

ママコノシリヌグイに寄せて

　静かに夜が明ける。空はうっすらと淡く、やさしいピンク色に染まっている。目覚めたてのやわらかな朝日に照らされながら、ゆっくりと深呼吸をしよう。この世界はあたたかく、甘い。私はもう、それを知っている。

　苦しくつらい環境から身を引き剥がし、魂が本来あるべき場所へと戻る。カルマで繋がれた人間関係を断ち切り、あたたかなぬくもりを探そう。

　天から伸びてくる、清らかな導きの手。大いなるものの使いが、地上へと降りてくる。その手は力強く「私を取り巻く世界」を根っこから変えていく。それは逞しく、現実的な変化の力。深いレベルで複雑に絡まった古いカルマの鎖を、正確な順番で断ち切っていく。一つずつ準備のできたものから、やさしく紐解いていく。

　少しずつ、ゆっくりとハートを開けて。傷ついた体を抱きしめよう。小さなピンクの花たちが、やさしく手を伸ばす。その苦しみに、涙に、そっと寄り添いながら。

エッセンス&キーワード一覧

【ア行】

ウメ *Prunus mume* p.028
高次の自己　魂の高貴さ　独り静かな空間

オオシマザクラ *Prunus speciosa* p.034
緊張　葛藤と平安　愛

オニグルミ *Juglans mandshurica* var. *sachalinensis* p.096
保護　内なるスペース　行動力

オニシバリ *Daphne pseudomezereum* p.102
執着　固定観念　潔さ

【カ行】

キンモクセイ *Osmanthus fragrans* var. *aurantiacus* p.076
光　あたたかさ　未来への希望

クズ *Pueraria montana* var. *lobata* p.108
バイタリティー　不屈　解放

コアジサイ *Hydrangea hirta* p.052
情報　潜在意識　宇宙的なつながり

【サ行】

サイカチ *Gleditsia japonica* p.114
怒り　人間関係のバランス　調和

【タ行】

チャノキ *Camellia sinensis* p.070
静寂　休息　認識の光

【ナ行】

ネムノキ *Albizia julibrissin* p.058
幻想　インスピレーション　感受性

ノイバラ *Rosa multiflora* p.120
子供　情熱　自己肯定

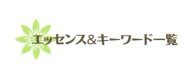

エッセンス&キーワード一覧

【ハ行】
ヒイラギ *Osmanthus heterophyllus* p.082
　エネルギーのバランス　人生の再構築　自己確立
ヒガンバナ *Lycoris radiata* p.126
　否定的な感情　抑圧　怒り
ヒサカキ *Eurya japonica* p.132
　祓い　浄め　意志力
ビワ *Eriobotrya japonica* p.088
　信頼感　慈愛　安心
フジ *Wisteria floribunda* p.046
　優雅さ　平和　陰湿さの中での葛藤
フヨウ *Hibiscus mutabilis* p.138
　情熱　信頼　恋愛

【マ行】
ママコノシリヌグイ *Persicaria senticosa* p.144
　閉ざされた心　心の支え　虐げられた体験

【ヤ行】
ヤブツバキ *Camellia japonica* p.022
　母性　成熟した女性　美しさ
ヤマハギ *Lespedeza bicolor* p.064
　内気　慎重　秘めた情熱
ヤマブキ *Kerria japonica* p.040
　思い出　ためらい　過去を手放す

151

簡易レパートリー

p.152　愛／怒り／インスピレーション／依存／インナーチャイルド

p.153　悲しみ／頑固／希望／強迫観念／恐怖／緊急時／緊張／グラウンディング／孤独／混乱

p.154　自己卑下／嫉妬／浄化／消極的／情熱／女性性／信頼／静寂

p.155　絶望／ショック／束縛／退屈／知恵／転機／トラウマ／不安

p.156　保護／瞑想／落胆／冷静

愛	
ウメ	他人から愛を奪う。同情を求める。
オオシマザクラ	緊張から他人に心を開けない。
ノイバラ	自己愛。自己肯定。自分を大切にする。
ビワ	幼い頃に十分愛されなかった。
フヨウ	傷つくことを恐れずにハートを開く。
ママコノシリヌグイ	幼時に母親から愛されず虐げられた。
ヤブツバキ	パートナーシップに関する問題。

怒り	
オニシバリ	頑固さに起因する怒り。
サイカチ	激しい怒りの表出。
ヒイラギ	心のとげとげしさ。焦り、苛立ち。
ヒガンバナ	激しい怒りを抑圧している。

インスピレーション	
ウメ	高次の自己からのメッセージを受け取る。
コアジサイ	宇宙に遍在する情報にアクセスする。
チャノキ	人生の諸問題の解決策をひらめく。
ネムノキ	幻想的な想像力、直感力を高める。

依存	
ビワ	自己不信から他人に依存する。
ママコノシリヌグイ	自尊心や自己肯定感のなさから他人に依存する。
ヤマブキ	過去の思い出に依存する。

インナーチャイルド	
ノイバラ	天真爛漫な子供心。癒された内なる子供。
ヒガンバナ	過去の不当な仕打ちを今も許せずにいる。
ビワ	幼時の愛情不足が心の傷になっている。
ママコノシリヌグイ	母親から虐待されて心傷ついている。
ヤマブキ	母親との関係を思い起こす必要がある。

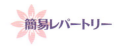

簡易レパートリー

悲しみ
サイカチ	怒りの奥にある深い悲しみ。
フヨウ	自己の女性性を否定された悲しみ。
ママコノシリヌグイ	母親から虐待された悲しみ。
ヤマブキ	この世のものの移ろいゆく悲しみ。

頑固
オニグルミ	自分の意志や信念を貫けない。
オニシバリ	自分の信念や価値観は断じて手放さない。
サイカチ	対立を招く頑なな自己主張。
ヒガンバナ	過去の問題を決して振り返ろうとしない。

希望
キンモクセイ	明るく前向きで楽天的。わくわくする。
ヤマブキ	過去よりも未来の希望に目を向ける。

強迫観念
オオシマザクラ	この世的な物事に対する強い執着から。
オニシバリ	思い込みや執着が強く、ある考えに固執。
ヒサカキ	何かが頭に憑いていて離れない感覚。

恐怖
ネムノキ	悪夢を見て恐怖で目が覚める。
ヒガンバナ	潜在意識に抑圧した恐怖。

緊急時
オオシマザクラ	好転反応が生じたとき。あらゆる緊急時。

緊張
オオシマザクラ	心身の緊張でリラックスできない。

グラウンディング
クズ	混乱した状況でも動じない強さ。
ヒサカキ	他に支配されたエネルギーを取り戻す。

孤独
ウメ	独りの精神的空間を必要としている。
キンモクセイ	社交的で人の輪の中に入っていける。
サイカチ	激しい怒りの後の孤独感。
ヤマハギ	いつも側に誰かがいて欲しい。

混乱
ウメ	人の意見や情報に振り回され集中を欠く。
クズ	感情的、精神的にもつれて混乱。
チャノキ	毎日の慌しさに混乱する。
ヒイラギ	エネルギーバランスの乱れ。過剰と不足。
フジ	他人の意地悪に遭遇して混乱する。

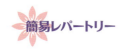
簡易レパートリー

自己卑下
ノイバラ	生真面目で自分自身に批判的。
ビワ	自分に自信がない。
ヤブツバキ	自己の女性性を否定的にとらえる。

嫉妬
オオシマザクラ	愛情の問題で他人に嫉妬する。
ヒガンバナ	強い物質欲や執着から生じる嫉妬。
フジ	他人に嫉妬されて苦しむ。

浄化
ヒサカキ	憑きものを祓い精神を浄める。

消極的
オニグルミ	自分の信念を貫くことをためらう。
キンモクセイ	悪い予感ばかりがして行動に移せない。
コアジサイ	潜在意識にブロックがあり、躊躇する。
ヒイラギ	エネルギーを抑制。他人に遠慮しがち。
ヒサカキ	他人の意見に合わせて同調する。
ビワ	自信のなさから何事もためらう。
ヤマハギ	内気で慎重すぎる。自己表現ができない。
ヤマブキ	過去の思い出に浸り前向きになれない。

情熱
クズ	困難をものともせずに生きる情熱。
ネムノキ	胸がときめくような情熱的な恋愛感情。
ノイバラ	毎日の生活を楽しむ。生きる喜びと情熱。
ヒガンバナ	燃えるように激しい攻撃的な感情。
ヤマハギ	内に秘めた形で情熱の炎を燃やす。

女性性
ネムノキ	女性としての人生に喜びを見いだす。
フジ	ネガティブな女性的側面に葛藤する。
フヨウ	女性的な美しさや優しさ。
ヤブツバキ	否定的な女性像を頭に描いている。

信頼
ビワ	他人や世の中を信頼できない。
ヤブツバキ	男性を信頼できない。

静寂
ウメ	独りになれる心静かなスペースを求める。
チャノキ	静寂の中で心の休息をとる。
フジ	世俗の争いを離れた平和な境地。

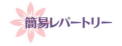
簡易レパートリー

絶望
クズ	絶望的な状況にも屈しない。
サイカチ	激しい怒りの後の虚しさと絶望。
ノイバラ	絶望から生じる自己否定やあきらめ。

ショック
オオシマザクラ	誕生と死の境界で受ける魂のショック。
クズ	精神的・肉体的ショックからの回復。

束縛
オニグルミ	他人の意見や環境の影響に縛られる。
オニシバリ	固定観念に縛られる。
フジ	世間のしがらみや争いごとに縛られる。

退屈
キンモクセイ	憂うつな気分で退屈な日々をすごす。
ノイバラ	毎日の生活を楽しめない。

知恵
コアジサイ	知恵やアイデアが枯渇した状態。
チャノキ	人生の諸問題を解決する知恵を得る。

転機
オニグルミ	環境が変わっても自分の信念を貫く。
オニシバリ	自分らしい生き方や在り方を模索する。
クズ	自らの向かうべき目標を見失う。
チャノキ	転機において人生の目的を見定める。
ヒイラギ	人生計画の見直し。夢をあきらめない。

トラウマ
オニシバリ	信念で頑丈にブロックされたトラウマ。
クズ	精神的・エネルギー的なダメージがある。
コアジサイ	トラウマを癒し、意識に統合する。
ノイバラ	父親との問題における古い心の傷。
フヨウ	女性性を否定されて傷つく。性的虐待。
ママコノシリヌグイ	母親から受けた精神的・肉体的虐待。
ヤブツバキ	女性性を否定され、不信感を持つ。
ヤマハギ	トラウマから何事にも消極的になる。

不安
キンモクセイ	嫌なことが起こりそうな予感がする。
チャノキ	慌しさの中で不安を感じる場面が多い。
ビワ	対人不安。他人を信頼できない。
ママコノシリヌグイ	他人との接触を恐れる。
ヤマハギ	失敗することに対する不安。

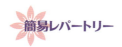 簡易レパートリー

保護	
オニグルミ	自分の意志や信念を強固に保護。
クズ	傷ついた肉体・感情・オーラの保護と修復。
ヒサカキ	アイデンティティの保護。
ビワ	守られている感覚がなく、いつも不安。

瞑想	
ウメ	静かな空間で高次の世界につながる。
コアジサイ	瞑想を通じて知恵や情報を得る。
ネムノキ	幻想的な世界に心を遊ばせる。

落胆	
キンモクセイ	理由の有無にかかわらず気が重い。
ヤマブキ	この世のはかなさや虚しさに落胆。

冷静	
ウメ	情報が錯綜するなかで冷静に俯瞰する。
オオシマザクラ	リラックスすることで冷静になれる。
チャノキ	まわりの出来事を冷静に認識する。
ヒイラギ	感情やエネルギー渦に巻き込まれない。

主要参考文献

『心を癒す花の療法』ウィークス, ノラ (1994) 林 陽訳, 中央アート出版社
『フラワーエッセンスレパートリー』
カミンスキ, パトリシア・キャッツ, リチャード (2001) 王 由衣訳, BABジャパン
『Dr.バッチのヒーリングハーブス』
バーナード, ジュリアン (2003) スミスマキコ訳, BABジャパン
『バッチフラワーレメディー植物のかたちとはたらき』
バーナード, ジュリアン (2012) 谷口みよ子訳, フラワーレメディー・プログラム・ジャパン
『エドワード・バッチ著作集』
バッチ, エドワード (2008) バーナード, ジュリアン編, 谷口みよ子訳, BABジャパン
『ベイリー・フラワーエッセンスハンドブック新装改訂版』
ベイリー, アーサー (2007) 由井寅子訳, ホメオパシー出版
『バッチフラワー花と錬金術』東 昭史 (2007) 大槻真一郎 編集協力, 東京堂出版
『心と体にやさしい薬草入門』東 昭史 (2011) 由井寅子 監修, ホメオパシー出版
『心と体を癒す世界のフラワーエッセンス』小川政信 (1999) 廣済堂出版
『ヒガンバナの博物誌』栗田子郎 (1998) 研成社
『桜の来た道』染郷正孝 (2000) 信山社
『花と木の漢字学』寺井泰明 (2000) 大修館書店
『万葉集 全訳注原文付』中西 進 (1978-1983) 講談社
『色の秘密 色彩学入門』野村順一 (2015) 文芸春秋
『となりの生物多様性』宮下 直 (2016) 工作舎

あとがき

　ファー・イースト・フラワーエッセンスについて、この本ではじめて知ったという方も多いでしょう。本格的な研究がはじまったのは 2014 年で、まだ歴史の浅いエッセンスです。

　フラワーエッセンス療法の創始者であるエドワード・バッチは、新しいエッセンスを開発するたびに、冊子を発行していました。その内容は毎回書き改められ、各エッセンスの解説も最新の情報に基づいて変更されていきました。

　私もバッチにならい、できる限り早い段階で研究をまとめて世に出したいと考えていました。それが実践家や利用者、研究者の利益になるからです。おかげさまで今回、これまでの研究を本にすることができましたことを嬉しく思います。

　内容については、私の前著『バッチフラワー花と錬金術』と同じく特徴表示に基づいた植物研究が土台になっています。前著のアプローチと違いがあるとすれば、色や形といった徴の理論本来の要素よりも、植物の生き方や人間との関わりにより重点を置いているところでしょうか。この違いは、パラケルススとバッチの視点の違いにもつながります。

　さて、本書をまとめるにあたり、大変多くの方々にご協力をいただきました。

　まずはファー・イースト・フラワーエッセンスの名づけ親であり、アイデアから研究施設にいたるまで、すべてを用意してくださった、日本ホメオパシー医学協会（JPHMA）由井寅子会長に心から感謝したいと思います。由井会長はエッセンスのリサーチにも積極的に協力してくださいました。

　リサーチについては、今回共著をお願いした浅野典子先生にも大変お世話になりました。浅野先生はこのエッセンスの研究が本格化して以来、継続してエッセンスのリサーチに取り組んでくれています。その貴重な報告がなければ、本書もできなかったでしょう。

　また、エッセンスの体験報告に協力してくださった、東京シェア会の皆さま、代々木八幡シェア会の皆さま、関西シェア会の皆さま、ホメオパシー統合医療専門校 CHhom の学生・卒業生の皆さまにも、お礼を申し上げます。大変貴重な報告を数多くお寄せいただきましたことにあらためて感謝いたします。

　最後に、本書を世に出してくださいました、ホメオパシー出版の編集部の方々にお礼を申し上げます。

2016年11月
東　昭史

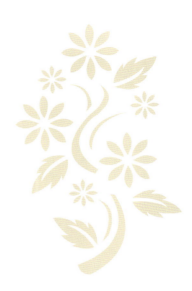

監修者紹介
由井寅子（ゆい・とらこ）
ホメオパシー名誉博士／ホメオパシー博士（Hon.Dr.Hom／Ph.D.Hom）。日本ホメオパシー医学協会（JPHMA）会長。カレッジ・オブ・ホリスティック・ホメオパシー（CHhom）学長。インドで刊行の学術雑誌『The Homoeopathic Heritage International』（B. Jain Publishing House）の国際アドバイザー。ホメオパシーの実践、ハーネマン研究で海外から高い評価を得ており、21世紀のホメオパシーを牽引する世界的な指導者として活躍している。著書・訳書多数。

著者紹介
東昭史（あずま・あきひと）
フラワーエッセンス研究家
カレッジ・オブ・ホリスティック・ホメオパシー（CHhom）講師
バッチ博士のフラワーエッセンスや、ベイリー・フラワーエッセンス、ファー・イースト・フラワーエッセンスを主に研究。著書『バッチフラワー花と錬金術』（東京堂出版）、『心と体にやさしい薬草入門』（ホメオパシー出版）他。

浅野典子（あさの・のりこ）
日本ホメオパシー医学協会（JPHMA）認定ホメオパス No. 0162
フィンドホーンフラワーエッセンスプラクティショナー
PHI エッセンスプラクティショナー
スピリットインネイチャーエッセンスワークショップベーシックプラクティショナー
東京都小平市在住。幼い頃から植物に親しみ、ホメオパシーや世界のフラワーエッセンスを長年に渡り学ぶ。相談会や講座を各地で開催。植物の本質とつながり、植物からのメッセージを人々に伝えている。

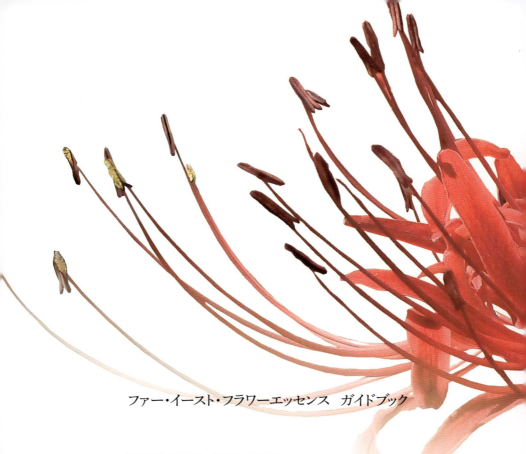

ファー・イースト・フラワーエッセンス　ガイドブック

2016年11月20日　初版第一刷発行

著　者　東　昭史
　　　　浅野典子
監　修　由井寅子
発行所　ホメオパシー出版(株)
　　　　〒158-0096　東京都世田谷区玉川台2-2-3
　　　　Tel 03-5797-3161
　　　　URL　http://homoeopathy-books.co.jp/
　　　　E-mail　info@homoeopathy-books.co.jp

©2016 Homoeopathic Publishing Co.,Ltd.
Printed in Japan.
ISBN978-4-86347-100-9 C2011
落丁・乱丁本はお取替えいたします。
この本の無断複写・無断転用を禁止します。
※ホメオパシー出版(株)で出版されている書籍はすべて、
公的機関によって著作権が保護されています。